毎日コツコツ！スピードトレーニング

看護学生のための
5分間テスト

精神看護学 40
レベルアップテスト

編集 ● SENKOSHA メディカルドリル編集部

SENKOSHA

看護学生のための 5分間テスト 精神看護学 レベルアップテスト40

CONTENTS

第1回 こころの働き	第21回 精神医療と人物②
第2回 防衛機制	第22回 統合失調症
第3回 ライフサイクルと心理社会的発達	第23回 うつ病
第4回 精神看護の対象理解	第24回 双極性障害
第5回 精神保健医療に関わる医療職	第25回 不安障害・強迫性障害
第6回 看護師のストレスマネジメント	第26回 ストレス因関連障害
第7回 入院形態	第27回 睡眠－覚醒障害
第8回 精神病床の入院と看護	第28回 依存症
第9回 行動制限と人権擁護	第29回 摂食障害
第10回 精神障害と安全管理	第30回 発達障害
第11回 リカバリと看護	第31回 パーソナリティ障害
第12回 精神障害の予防	第32回 解離性障害
第13回 精神障害と社会資源①	第33回 認知症
第14回 精神障害と社会資源②	第34回 てんかん
第15回 精神保健福祉法	第35回 精神科領域の検査
第16回 精神保健医療福祉の施策と現状	第36回 精神療法
第17回 現代社会が抱える問題	第37回 電気けいれん療法
第18回 災害と心のケア	第38回 リハビリテーション療法
第19回 精神医療の歴史	第39回 抗不安薬・抗精神病薬
第20回 精神医療と人物①	第40回 抗うつ薬
	巻末 取り外して使える！解答集

活用方法・学習の進め方

学習の記録

①小テストとして！
1回5分の小テストとしてご活用ください。第1回から順番にやらなくてもOKです。
ランダムにこなすことで、抜き打ちの小テストとして活用できます。

②宿題・課題として！
コンパクトなボリュームですので、毎日継続的に取り組むために最適です。日々の宿題や休み期間中の課題としても活用できます。

③試験対策として！
本書は看護師国家試験の頻出問題も多く収載しています。毎日コツコツ取り組むことで、少しずつ試験を意識した学習習慣が身につきます。

	実施日	正解		実施日	正解		実施日	正解
第1回	/	14問中　問	第15回	/	14問中　問	第29回	/	14問中　問
第2回	/	14問中　問	第16回	/	14問中　問	第30回	/	14問中　問
第3回	/	14問中　問	第17回	/	14問中　問	第31回	/	14問中　問
第4回	/	14問中　問	第18回	/	14問中　問	第32回	/	14問中　問
第5回	/	14問中　問	第19回	/	14問中　問	第33回	/	14問中　問
第6回	/	14問中　問	第20回	/	14問中　問	第34回	/	14問中　問
第7回	/	14問中　問	第21回	/	14問中　問	第35回	/	14問中　問
第8回	/	14問中　問	第22回	/	14問中　問	第36回	/	14問中　問
第9回	/	14問中　問	第23回	/	14問中　問	第37回	/	14問中　問
第10回	/	14問中　問	第24回	/	14問中　問	第38回	/	14問中　問
第11回	/	14問中　問	第25回	/	14問中　問	第39回	/	14問中　問
第12回	/	14問中　問	第26回	/	14問中　問	第40回	/	14問中　問
第13回	/	14問中　問	第27回	/	14問中　問			
第14回	/	14問中　問	第28回	/	14問中　問			

看護学生のための５分間テスト　**精神看護学レベルアップテスト 40**

第1回　こころの働き

実施日　　月　　日

正解：　／ 14 問

制限時間 5分

1 文章を読み、正しいものには○、誤っているものには×を書きなさい。

（1）フロイトは、現存在分析を創始したことで知られる。

解答＿＿＿＿＿＿＿＿

（2）フロイトは、人のこころは４つの部分で構成される
とした。

解答＿＿＿＿＿＿＿＿

（3）フロイトによれば、エスは本能的欲求に対して
批判的にはたらく。

解答＿＿＿＿＿＿＿＿

（4）フロイトは、意識は３つの層から成り立つと考えた。

解答＿＿＿＿＿＿＿＿

（5）フラストレーションとは、欲求が満たされた状態をいう。

解答＿＿＿＿＿＿＿＿

（6）セリエ，H.は、ストレス反応に関する汎適応症候群を
提唱した。

解答＿＿＿＿＿＿＿＿

（7）ストレスを最小限に抑えようとする働きをコーピング
という。

解答＿＿＿＿＿＿＿＿

（8）フィンクは、危機における心理過程を３段階で説明した。

解答＿＿＿＿＿＿＿＿

（9）対処機制が乏しい場合には、「危機」が起こりやすくなる。

解答＿＿＿＿＿＿＿＿

（10）人は危機を乗り越えることで心理的に成長する可能性を
持つ。

解答＿＿＿＿＿＿＿＿

2 つぎの設問に答えなさい。

（1）フロイトのいう現実原則に従って機能し、防衛機制を働かせるのはどれか。

　　　1．リビドー

　　　2．エス（イド）

　　　3．自我

　　　4．超自我　　　　　　　　　　　　　　　　解答＿＿＿＿＿＿＿＿＿＿＿＿

（2）つぎのうち、社会的・対人的欲求はどれか。

　　　1．食欲

　　　2．出世欲

　　　3．睡眠欲

　　　4．性欲　　　　　　　　　　　　　　　　　解答＿＿＿＿＿＿＿＿＿＿＿＿

（3）心理発達を8段階に分けて説明した理論家はだれか。

　　　1．ギアンズ

　　　2．マズロー

　　　3．フロイト

　　　4．エリクソン　　　　　　　　　　　　　　解答＿＿＿＿＿＿＿＿＿＿＿＿

（4）災害による心理的ストレスが身体反応として最も強く現れる時期はどれか。

　　　1．発災後3〜7日

　　　2．発災後1ヶ月〜3ヶ月

　　　3．発災後半年〜3年

　　　4．発災後4年目以降　　　　　　　　　　　解答＿＿＿＿＿＿＿＿＿＿＿＿

看護学生のための5分間テスト　精神看護学レベルアップテスト40

第2回　防衛機制

実施日　　月　　日

正解：　　／ 14問

制限時間 5分

❶ 文章を読み、正しいものには○、誤っているものには✕を書きなさい。

（1）破壊的衝動をスポーツで発散する防衛機制を置き換え
　　　という。

解答＿＿＿＿＿＿＿＿

（2）依存症を認めず飲酒をやめない患者にみられる
　　　防衛機制は否認である。

解答＿＿＿＿＿＿＿＿

（3）禁酒している人が他人の飲酒を過剰に非難する
　　　防衛機制は抑圧である。

解答＿＿＿＿＿＿＿＿

（4）仕事への不満を患者にぶつけるのは反動形成が
　　　働いているからである。

解答＿＿＿＿＿＿＿＿

（5）運動が苦手な子が勉強に打ち込む場合には代償の
　　　防衛機制が働いている。

解答＿＿＿＿＿＿＿＿

（6）論理的思考で不安を解消しようとする防衛機制を
　　　知性化という。

解答＿＿＿＿＿＿＿＿

（7）がんを告知されたにも関わらず健康だと思い込む
　　　防衛規制は空想である。

解答＿＿＿＿＿＿＿＿

（8）幼児期の虐待経験を記憶から遠ざける防衛機制は
　　　解離である。

解答＿＿＿＿＿＿＿＿

（9）嫌いな人にあえて過剰に丁寧に接するのは昇華の
　　　防衛機制である。

解答＿＿＿＿＿＿＿＿

（10）劣等感から逃れるために憧れの芸能人をまねる
　　　防衛機制を同一化という。

解答＿＿＿＿＿＿＿＿

看護学生のための５分間テスト　精神看護学レベルアップテスト **40**

2 つぎの設問に答えなさい。

（1）合理化という防衛機制の説明で正しいものはどれか。

　　 1．暴力をふるったことを正当化して相手のせいにする。

　　 2．怒りの矛先を相手ではなく物にぶつける。

　　 3．悲しいはずなのに明るくふるまう。

　　 4．有名人と出身校があることを自慢する。　　　　解答＿＿＿＿＿＿＿＿＿

（2）認めたくない相手が「自分のことを嫌っている」と思い込むとき、どのような防衛機制が働いているか。

　　 1．同一化

　　 2．否認

　　 3．投射

　　 4．空想　　　　　　　　　　　　　　　　　　解答＿＿＿＿＿＿＿＿＿

（3）排泄を自立していた幼児が、きょうだいの誕生後にできなくなった場合、児にはどのような防衛機制が働いているか。

　　 1．知性化

　　 2．解離

　　 3．抑圧

　　 4．退行　　　　　　　　　　　　　　　　　　解答＿＿＿＿＿＿＿＿＿

（4）子どもの万引きを「うちの子に限って」と決して認めようとしない母親には、どのような防衛機制が働いているか。

　　 1．否認

　　 2．抑圧

　　 3．解離

　　 4．合理化　　　　　　　　　　　　　　　　　解答＿＿＿＿＿＿＿＿＿

看護学生のための5分間テスト　精神看護学レベルアップテスト40

第3回 ライフサイクルと心理社会的発達

実施日　　月　　日
正解：　／14問
制限時間 5分

1 文章を読み、正しいものには○、誤っているものには×を書きなさい。

（1）エリクソンによれば学童期の心理社会的危機は
　　　勤勉性対劣等感である。　　　　　　　　　　　　　解答 _____

（2）エリクソンは親密性対孤立性を幼児期後期の
　　　心理社会的危機として挙げた。　　　　　　　　　　解答 _____

（3）アイデンティティの確立は幼児期の発達課題とされる。　解答 _____

（4）ハヴィガーストによれば情緒的な独立は青年期の
　　　発達課題である。　　　　　　　　　　　　　　　　解答 _____

（5）ハヴィガーストによれば余暇活動の充実は老年期の
　　　発達課題とされる。　　　　　　　　　　　　　　　解答 _____

（6）第一反抗期は、思春期にみられる特徴である。　　　解答 _____

（7）分離不安は、乳幼児期に特徴的にみられるものである。　解答 _____

（8）思春期では、アンビバレントな感情を抱きやすい。　解答 _____

（9）思春期になると親からの助言を素直に聞けるように
　　　なることが多い。　　　　　　　　　　　　　　　　解答 _____

（10）ギャングエイジは、学童期に現れる特徴である。　解答 _____

精神看護学レベルアップテスト 40

2 つぎの設問に答えなさい。

（1）ハヴィガースト，R. J.の発達課題で善悪の区別を学習するのはどれか。

    1．乳幼児期

    2．学童期

    3．青年期

    4．成人期　　　　　　　　　　　　　　　解答＿＿＿＿＿＿＿＿

（2）つぎのうち、アタッチメント行動が最もみられる段階はどれか。

    1．乳幼児期

    2．思春期

    3．中年期

    4．老年期　　　　　　　　　　　　　　　解答＿＿＿＿＿＿＿＿

（3）つぎのうち、青い鳥症候群がもっとも起こりやすい対象はどれか。

    1．思春期を迎えた児童

    2．出産後の女性

    3．就職直後の成人

    4．子育てを終えた母親　　　　　　　　解答＿＿＿＿＿＿＿＿

（4）社会人5年目。忙しいながらも充実した日々が続いていたが、ある時から心身ともに疲れ果て自己嫌悪に陥っている。現在の状況はどれか。

    1．悲嘆反応

    2．リアリティショック

    3．バーンアウト

    4．空の巣症候群　　　　　　　　　　　解答＿＿＿＿＿＿＿＿

看護学生のための5分間テスト　精神看護学レベルアップテスト40

第4回 精神看護の対象理解

実施日　月　日
正解：　／14問
制限時間 5分

1 文章を読み、正しいものには〇、誤っているものには×を書きなさい。

（1）プロセスレコードは看護過程の1つの段階である。

解答

（2）プロセスレコードは患者と家族間の言動を記述するものである。

解答

（3）プロセスレコードは患者の精神症状をアセスメントする方法である。

解答

（4）プロセスレコードは看護師の対人関係技術の向上に活用できる。

解答

（5）お互いに苦手意識をもつ患者と看護者の援助関係は相互性と表現される。

解答

（6）患者と看護者が張り合うような状態は代償的な援助関係といえる。

解答

（7）入院中に患者と看護師の関係は変化することがある。

解答

（8）ラポールとは患者と医療者の信頼し合う人間関係を表す。

解答

（9）医療者が自分の抱いている感情を患者に向けることを転移という。

解答

（10）オレムは、看護者と患者の関係には4つの局面があると提唱した。

解答

2 つぎの設問に答えなさい。

（1）プロセスレコードを提唱したのはだれか。

    1．アギュララ

    2．トラベルビー

    3．セリエ

    4．ペプロウ   解答＿＿＿＿＿＿＿

（2）プロセスレコードを記載する目的で正しいものはどれか。

    1．一日の看護の経過を記録に残す。

    2．患者の病的な言動を特定する。

    3．事故につながる可能性のある看護行為を分析する。

    4．看護場面における看護師自身の感情の動きに気づく。 解答＿＿＿＿＿＿＿

（3）ロジャーズが示したカウンセリングにおける3原則に含まれないものはどれか。

    1．無条件の受容

    2．専門知識の活用

    3．自己一致

    4．共感的理解   解答＿＿＿＿＿＿＿

（4）関係性を築き上げた看護者と協働し患者自身が問題解決に取り組むような状況では、看護者と患者の関係はどの局面にあると考えられるか。

    1．方向づけ

    2．同一化

    3．開拓利用

    4．問題解決   解答＿＿＿＿＿＿＿

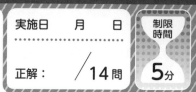

第5回 精神保健医療に関わる医療職

実施日　　月　　日
正解：　　／14問
制限時間　5分

1 文章を読み、正しいものには〇、誤っているものには×を書きなさい。

（1）精神保健指定医は精神保健福祉士法の成立により創設された。

解答

（2）精神保健指定医の資格は5年ごとの更新が必要である。

解答

（3）措置入院の可否は精神保健指定医と精神科専門医のみが判断できる。

解答

（4）精神保健指定医の身分は医療法で規定されている。

解答

（5）精神保健指定医は、公務員としての職務も担う。

解答

（6）障害年金の支給判定も精神保健指定医の業務範囲である。

解答

（7）精神保健福祉士は国家資格である。

解答

（8）精神保健福祉士は業務独占の資格である。

解答

（9）精神看護も専門看護師の特定分野である。

解答

（10）精神科リエゾンチーム加算は診療報酬制度において認められている。

解答

2 つぎの設問に答えなさい。

（1）精神保健指定医を指定するのはどれか。

　　1．都道府県知事

　　2．厚生労働大臣

　　3．保健所長

　　4．精神医療審査会　　　　　　　　　　　　解答＿＿＿＿＿＿＿＿＿＿＿

（2）精神保健指定医の指定を受けるために必要な要件ではないものはどれか。

　　1．臨床医としての実務経験5年以上

　　2．精神科臨床医としての実務経験3年以上

　　3．国が定める研修過程の修了

　　4．精神保健指定医認定試験の合格　　　　　解答＿＿＿＿＿＿＿＿＿＿＿

（3）特定医師の診察による任意入院患者の退院制限の限度はどれか。

　　1．12時間

　　2．24時間

　　3．48時間

　　4．72時間　　　　　　　　　　　　　　　　解答＿＿＿＿＿＿＿＿＿＿＿

（4）精神保健指定医の職務に含まれないものはどれか。

　　1．精神医療審査会委員としての診察

　　2．移送に係る行動制限の判定

　　3．入院者の行動制限の判定

　　4．精神障害者保健福祉手帳の交付　　　　　解答＿＿＿＿＿＿＿＿＿＿＿

看護学生のための5分間テスト　**精神看護学レベルアップテスト40**

第**6**回

看護師の ストレスマネジメント

実施日　　月　　日

正解：　　／14問

制限時間 5分

1 文章を読み、正しいものには〇、誤っているものには✕を書きなさい。

（1）ストレス反応は、身体的症状として現れることもある。

解答＿＿＿＿＿＿＿＿＿

（2）感情労働は、燃え尽き症候群を引き起こしやすい。

解答＿＿＿＿＿＿＿＿＿

（3）燃え尽き症候群からの回復には休息が有効である。

解答＿＿＿＿＿＿＿＿＿

（4）燃え尽き症候群の患者には抗うつ病薬は禁忌とされる。

解答＿＿＿＿＿＿＿＿＿

（5）ストレスコーピングは、燃え尽き症候群の予防に
　　　有効である。

解答＿＿＿＿＿＿＿＿＿

（6）リアリティショックの原因は理想と現実のギャップ
　　　である。

解答＿＿＿＿＿＿＿＿＿

（7）新人看護師はリアリティショックに陥りやすい。

解答＿＿＿＿＿＿＿＿＿

（8）患者への共感が心身の疲労につながることもある。

解答＿＿＿＿＿＿＿＿＿

（9）同僚への劣等感が強く現れることを脱人格化という。

解答＿＿＿＿＿＿＿＿＿

（10）相手を尊重し自分の主張を抑えることをアサーション
　　　という。

解答＿＿＿＿＿＿＿＿＿

2 つぎの設問に答えなさい。

（1）感情労働という言葉を提唱したのはどの人物か。

　　1．ホックシールド

　　2．ボウルビィ

　　3．フロイト

　　4．カプラン　　　　　　　　　　　　　　　解答 _____

（2）燃え尽き症候群の診断尺度に含まれないものはどれか。

　　1．脱人格化

　　2．個人的達成感の後退

　　3．観念奔逸

　　4．情緒的消耗感　　　　　　　　　　　　　解答 _____

（3）きっちりとした性格で、業務も完璧にこなそうとして仕事に忙殺されている看護
　　　師が最も陥りやすいのはどれか。

　　1．空の巣症候群

　　2．悲嘆反応

　　3．リアリティショック

　　4．バーンアウト　　　　　　　　　　　　　解答 _____

（4）看護師に対して強い怒りを頻回にぶつける患者に対して看護師が感じることがあ
　　　るのはどれか。

　　1．陰性感情

　　2．合理化

　　3．退行

　　4．反動形成　　　　　　　　　　　　　　　解答 _____

看護学生のための5分間テスト　精神看護学レベルアップテスト40

第7回 入院形態

実施日　　月　　日

正解：　／14問

制限時間 5分

1 文章を読み、正しいものには〇、誤っているものには×を書きなさい。

（1）精神障害者の入院形態は、精神保健福祉法に規定されている。

解答 _____

（2）任意入院の場合、本人が退院を希望したときには制限はできない。

解答 _____

（3）任意入院では、精神保健指定医の診察は不要である。

解答 _____

（4）任意入院の場合、閉鎖病棟に入院させることはできない。

解答 _____

（5）任意入院の場合、入院期間の上限は12ヶ月である。

解答 _____

（6）措置入院の場合、本人の同意が必要となる。

解答 _____

（7）措置入院の解除は、厚生労働大臣の許可が必要となる。

解答 _____

（8）措置入院中の患者は、精神医療審査会へ退院請求の申し立てができる。

解答 _____

（9）緊急措置入院は、家族の同意を必要としない。

解答 _____

（10）緊急措置入院の対象は自傷他害のおそれが切迫している精神障害者である。

解答 _____

2 つぎの設問に答えなさい。

（1）2人以上の精神保健指定医による診察結果の一致が要件となる入院形態はどれか。

　　1．措置入院

　　2．応急入院

　　3．医療保護入院

　　4．緊急措置入院　　　　　　　　　　　　　解答＿＿＿＿＿＿＿＿＿＿＿

（2）医療保護入院についての説明で正しいのはどれか。

　　1．入院期間の上限は6ヶ月である。

　　2．患者の家族等の同意では入院させることはできない。

　　3．精神障害のため自傷・他害のおそれが明らかな者が対象である。

　　4．特定医師の診察によって入院させることはできない。

　　　　　　　　　　　　　　　　　　　　　　　解答＿＿＿＿＿＿＿＿＿＿＿

（3）緊急措置入院の制限期間はどれか。

　　1．12時間

　　2．24時間

　　3．48時間

　　4．72時間　　　　　　　　　　　　　　　　解答＿＿＿＿＿＿＿＿＿＿＿

（4）応急入院についての説明で誤っているものはどれか。

　　1．入院期間は72時間に限られる。

　　2．特定医師による診察で行うこともできる。

　　3．家族等の同意は必要とされる。

　　4．入院は都道府県知事が指定する精神科病院に限られる。

　　　　　　　　　　　　　　　　　　　　　　　解答＿＿＿＿＿＿＿＿＿＿＿

看護学生のための５分間テスト　精神看護学レベルアップテスト 40

第**8**回

精神病床の入院と看護

実施日　　月　　日

正解：　　／**14**問

制限時間 **5**分

1 文章を読み、正しいものには〇、誤っているものには×を書きなさい。

（1）精神科へ入院する患者で最も多い入院形態は措置入院である。

解答＿＿＿＿＿＿＿＿＿

（2）精神病床への入院中でも信書の発受はできる。

解答＿＿＿＿＿＿＿＿＿

（3）精神病床へ入院している間は、患者は弁護士と面会できない。

解答＿＿＿＿＿＿＿＿＿

（4）他者との面会が一切できない病棟を閉鎖病棟という。

解答＿＿＿＿＿＿＿＿＿

（5）閉鎖病棟には、通信機器の設置が禁止されている。

解答＿＿＿＿＿＿＿＿＿

（6）施設病は医原病の一つであるといえる。

解答＿＿＿＿＿＿＿＿＿

（7）入院が長期になるほど施設病を発症しやすい。

解答＿＿＿＿＿＿＿＿＿

（8）地域住民との交流は、精神障害者の施設病予防に有効である。

解答＿＿＿＿＿＿＿＿＿

（9）保護室の使用は、できる限り短い期間とするのが望ましい。

解答＿＿＿＿＿＿＿＿＿

（10）保護室を利用している場合、２時間ごとの訪室を心がける。

解答＿＿＿＿＿＿＿＿＿

看護学生のための５分間テスト　精神看護学レベルアップテスト 40

2 つぎの設問に答えなさい。

（1）精神病床に入院し、身体的拘束が必要となる攻撃性の高い精神病患者のケアで正しいものはどれか。

    1．患者が暴力行為に及んだ場合は積極的に反省を促す。

    2．患者の身体的拘束が解除されてから病棟のスケジュール管理の説明を行う。

    3．患者の攻撃性が治まるまで疾患や治療の教育を行うことは避ける。

    4．心的外傷〈トラウマ〉体験を想定して支援を行う。

解答＿＿＿＿＿＿＿＿＿＿

（2）入院患者の精神科リハビリテーションで適切なのはどれか。

    1．多職種によるチーム連携が必要である。

    2．経済的な自立を最終目標とする。

    3．精神疾患に関する地域への啓発は含まれない。

    4．退院日が決まり次第開始される。

解答＿＿＿＿＿＿＿＿＿＿

（3）精神科病院の社会復帰病棟でバス旅行を企画することになった。対応で最も適切なのはどれか。

    1．規律的な集団行動を促す。

    2．病棟スタッフが中心となり計画を立てる。

    3．事前に服装を指定する。

    4．参加は自由であると伝える。

解答＿＿＿＿＿＿＿＿＿＿

（4）不安の強い入院患者に対し問題中心の対処を促す方法で適切なのはどれか。

    1．平常な気持ちを保つように助言する。

    2．原因に気づくように支援する。

    3．家族に不満を聞いてもらうことを勧める。

    4．読書をして気分転換を促す。

解答＿＿＿＿＿＿＿＿＿＿

看護学生のための5分間テスト　精神看護学レベルアップテスト40

第9回 行動制限と人権擁護

実施日　　月　　日

正解：　／14問

制限時間 5分

1 文章を読み、正しいものには〇、誤っているものには×を書きなさい。

（1）行動制限を受ける精神疾患患者の対応は、原則2名以上で行う。

解答　　　　　　　　　

（2）隔離をした場合、1日1回は医師による患者の診察を行う。

解答　　　　　　　　　

（3）12時間を超えない隔離は看護師の判断で実施できる。

解答　　　　　　　　　

（4）隔離の理由は、隔離を解除する時に患者に説明しなければならない。

解答　　　　　　　　　

（5）患者の隔離を行った場合は、診療録に記載する義務がある。

解答　　　　　　　　　

（6）隔離室への入室は、患者2人までを上限とする。

解答　　　　　　　　　

（7）精神科における身体的拘束は、看護師の判断で実施することが可能である。

解答　　　　　　　　　

（8）患者の身体的拘束をする際に紐や縄は用いてはならない。

解答　　　　　　　　　

（9）身体的拘束は懲罰的に行われることもある。

解答　　　　　　　　　

（10）異物が入っていると思われる信書は看護師が先に開封して確認する。

解答　　　　　　　　　

20

看護学生のための５分間テスト　**精神看護学レベルアップテスト 40**

2 つぎの設問に答えなさい。

（１）精神保健福祉法により、病院の管理者が精神科病院に入院中の者に対して制限できるのはどれか。

1．任意入院患者の開放処遇

2．手紙の発信

3．弁護士との面会

4．人権擁護に関する行政機関の職員との電話　　　解答＿＿＿＿＿＿＿＿＿＿＿

（２）身体的拘束が認められるための３原則に含まれないものはどれか。

1．切迫性

2．一時性

3．合理性

4．非代替性　　　解答＿＿＿＿＿＿＿＿＿＿＿

（３）精神科病棟における身体拘束時の看護で正しいものはどれか。

1．水分摂取は最小限にする。

2．１時間ごとに訪室する。

3．患者の手紙の受け取りを制限する。

4．早期の解除を目指すための看護計画を立てる。　　　解答＿＿＿＿＿＿＿＿＿＿＿

（４）精神科病院に入院中の患者の法的処遇について正しいものはどれか。

1．家族は外出の可否を判断できる。

2．精神保健指定医は手紙の発信を制限できる。

3．患者は退院を請求できる。

4．看護師は面会を制限できる。　　　解答＿＿＿＿＿＿＿＿＿＿＿

第10回 精神障害と安全管理

1 文章を読み、正しいものには〇、誤っているものには×を書きなさい。

（1）自殺企図の既往がある患者が再び自殺を実行することは少ない。

（2）うつ病の状態に改善がみられた時期は、特に自殺企図に注意する。

（3）医療現場における暴力は精神科に特有のものである。

（4）病室の環境は、患者による暴力の誘因となりえる。

（5）暴力行為があった場合、その目撃者も被害者になりえる。

（6）医療現場における暴力の発生予防には、組織的な体制の整備が重要である。

（7）攻撃性の高まった成人患者には、正面に立って対応するのがよい。

（8）興奮し攻撃的になった精神障害の患者とはアイコンタクトを保つ。

（9）攻撃性の高まった成人患者へは、ボディタッチを積極的に用いる。

（10）興奮し攻撃性が高まっている患者には、穏やかに話しかける。

2 つぎの設問に答えなさい。

（1）閉鎖病棟入院中の患者が「お前など不要だ。この世から消えろとテレビで言っている」と訴えている。次のうち、最も注意すべき持ち物はどれか。

1．ロッカーの鍵

2．歯ブラシ

3．石けん

4．ベルト

解答 _____

（2）うつ病で自殺企図があって入院した会社員男性。表情は硬く、一言も話さない。看護師の声がけとして最も適切なのはどれか。

1．「持ち物を一緒に確認させていただけますか」

2．「仕事が合わないのではありませんか」

3．「気分転換にお散歩に行きませんか」

4．「今夜は多床室で休んでいただきます」

解答 _____

（3）死にたいと訴える患者で、自殺が最も切迫している状態はどれか。

1．自殺する日を決めている。

2．どんな方法で死のうか考えている。

3．普段と変わらない様子で過ごしている。

4．将来の希望について時々話す。

解答 _____

（4）「心神喪失等の状態で重大な他害行為を行った者の医療及び観察等に関する法律」の目的はどれか。

1．責任能力の判定

2．社会復帰の促進

3．刑務所での精神科治療

4．医療少年院での精神科治療

解答 _____

第11回 リカバリと看護

1 文章を読み、正しいものには○、誤っているものには×を書きなさい。

（1）リカバリとは、病気が治癒した状態のことである。

（2）リカバリは、医療者の介入によって生じるものである。

（3）リカバリは、薬物療法を主体に展開する。

（4）自らの病気を理解することは、リカバリにつながる。

（5）患者の主体的な選択を支援することがリカバリにつながる。

（6）リカバリは、精神障害者が1人で達成を目指すものである。

（7）一般的に、高齢者のストレングスは体力である。

（8）信頼できる人の存在はストレングスになりうる。

（9）肯定的な未来志向は、レジリエンスを高める。

（10）集団精神療法は、レジリエンスを妨げる。

2 つぎの設問に答えなさい。

（1）精神障害者のリカバリについて正しいものはどれか。

　　1．患者に役割を持たせない。

　　2．患者のストレングスに着目する。

　　3．目標に向かう直線的な過程である。

　　4．精神疾患が寛解した時点から始まる。　　　　解答＿＿＿＿＿＿＿＿＿

（2）リカバリについて誤っているものはどれか。

　　1．味方になってくれる人の存在が重要である。

　　2．人生の主導権を取り戻すことである。

　　3．心の傷を通して成長する過程を意味する。

　　4．症状が再発したときには起こらない。　　　　解答＿＿＿＿＿＿＿＿＿

（3）患者の権利や力を尊重し、自己制御している感覚を持たせ、患者が社会生活に必要な技能や能力を獲得する支援を意味するのはどれか。

　　1．ノーマライゼーション

　　2．エンパワメント

　　3．スプリッティング

　　4．ストレングス　　　　　　　　　　　　　　解答＿＿＿＿＿＿＿＿＿

（4）ストレスや精神疾患の罹患といった逆境に適応し、立ち直る力を意味するのはどれか。

　　1．スティグマ

　　2．フラストレーション

　　3．レジリエンス

　　4．リフレーミング　　　　　　　　　　　　　解答＿＿＿＿＿＿＿＿＿

看護学生のための５分間テスト　**精神看護学レベルアップテスト40**

第12回 精神障害の予防

実施日　　月　　日

正解：　／ 14 問

制限時間 5分

1 文章を読み、正しいものには〇、誤っているものには×を書きなさい。

（1）早期発見・早期治療が一次予防の目的である。

解答＿＿＿＿＿＿＿＿＿＿

（2）広く地域住民一般を対象とするのは一次予防である。

解答＿＿＿＿＿＿＿＿＿＿

（3）精神疾患の再発予防のための教育を行うのは二次予防である。

解答＿＿＿＿＿＿＿＿＿＿

（4）地域住民同士のつながりの強化は、精神障害の三次予防である。

解答＿＿＿＿＿＿＿＿＿＿

（5）患者会への参加はアルコール依存症の三次予防になる。

解答＿＿＿＿＿＿＿＿＿＿

（6）自殺企図者に精神科医療機関への受療を促すのは二次予防である。

解答＿＿＿＿＿＿＿＿＿＿

（7）ストレスとその対処法に関する知識の啓発活動は一次予防となる。

解答＿＿＿＿＿＿＿＿＿＿

（8）災害時の精神的支援を行うボランティアの育成は一次予防である。

解答＿＿＿＿＿＿＿＿＿＿

（9）統合失調症のアンチ・ステイグマ・キャンペーンは三次予防である。

解答＿＿＿＿＿＿＿＿＿＿

（10）自殺未遂者へ希死念慮を確認することは、二次予防となる。

解答＿＿＿＿＿＿＿＿＿＿

2 つぎの設問に答えなさい。

（1）地域精神保健活動について3段階の予防概念を示したのはだれか。

　　1．フィンク,S.L.

　　2．カプラン,G.

　　3．クレペリン,E.

　　4．アギュララ,D.C.　　　　　　　　解答＿＿＿＿＿＿＿＿＿＿

（2）地域精神保健活動における一次予防はどれか。

　　1．精神科病院で統合失調症患者に作業療法を行う。

　　2．地域住民を対象にストレスマネジメントの講習会を行う。

　　3．会社の健康診断でうつ傾向があると判定された人に面接を行う。

　　4．1年に一度人間ドックを受ける。

　　　　　　　　　　　　　　　　　　　解答＿＿＿＿＿＿＿＿＿＿

（3）精神保健活動における二次予防はどれか。

　　1．学校を長期間欠席している児童への家庭訪問

　　2．地域の子育てサークルへの支援

　　3．企業内でのメンタルヘルス講座の開催

　　4．休職中のうつ病患者への復職支援　　解答＿＿＿＿＿＿＿＿＿＿

（4）アルコール依存症の三次予防はどれか。

　　1．スクリーニングテストの実施

　　2．年齢確認によるアルコール入手経路の制限

　　3．精神科デイケアへの参加

　　4．小学生への健康教育　　　　　　　解答＿＿＿＿＿＿＿＿＿＿

看護学生のための５分間テスト　精神看護学レベルアップテスト 40

第13回 精神障害と社会資源①

実施日　　月　　日

正解：　／14問

制限時間 5分

1 文章を読み、正しいものには〇、誤っているものには×を書きなさい。

（1）精神障害者保健福祉手帳は、厚生労働大臣が交付する。

解答

（2）精神障害者保健福祉手帳は、障害が永続する人を対象とする。

解答

（3）知的障害も精神障害者保健福祉手帳の交付対象である。

解答

（4）精神障害者保健福祉手帳には、交付を受けた者の写真を貼付する。

解答

（5）精神障害者保健福祉手帳を取得すると、住民税の控除対象となる。

解答

（6）精神障害者保健福祉手帳を取得すると、贈与税の減免が受けられる。

解答

（7）自立支援医療（精神通院医療）は障害者総合支援法に基づいて適用される。

解答

（8）精神通院医療の医療費は、原則１割の自己負担である。

解答

（9）就労移行支援の標準利用期間は原則 12 ヶ月である。

解答

（10）就労定着支援の利用期間の上限は３年間である。

解答

28

看護学生のための５分間テスト　**精神看護学レベルアップテスト 40**

2 つぎの設問に答えなさい。

（1）精神保健福祉センターの役割はどれか。

1．市町村への精神保健業務の技術指導

2．精神障害者への障害年金の給付

3．精神障害児の緊急一時保護

4．精神障害者の更生保護　　　　　　　　　　　解答＿＿＿＿＿＿＿＿＿＿

（2）都道府県知事の任命を受けて、精神保健福祉センターで精神障害者や家族の相談を行うのはどれか。

1．精神保健福祉相談員

2．退院後生活環境相談員

3．ゲートキーパー

4．ピアサポーター　　　　　　　　　　　　　　解答＿＿＿＿＿＿＿＿＿＿

（3）精神障害者保健福祉手帳について誤っているものはどれか。

1．障害の程度によって１～３級に分けられる。

2．２年ごとに精神障害の状態についての認定を受ける必要がある。

3．精神保健及び精神障害者福祉に関する法律で規定されている。

4．受給者の公共交通機関運賃の割引は全国一律で適用される。

解答＿＿＿＿＿＿＿＿＿＿

（4）うつ病が回復してきたため、一般企業への再就職を希望する患者が利用できる社会資源はどれか。

1．自立訓練（生活訓練）

2．就労継続支援Ａ型

3．就労継続支援Ｂ型

4．就労移行支援　　　　　　　　　　　　　　　解答＿＿＿＿＿＿＿＿＿＿

第14回 精神障害と社会資源②

1 文章を読み、正しいものには○、誤っているものには×を書きなさい。

（1）ピアサポーターは、自身も病気や障害の経験を有している。

（2）ピアサポーターの活動には、専門家の同行が必要となる。

（3）断酒会は、講義中心のプログラムである。

（4）断酒会は実名で参加するのが原則である。

（5）AAのプログラムは10のステップに従い進められる。

（6）家族会では、障害者を持つ家族同士が支えあう。

（7）家族会は、国や自治体への提言を行うこともある。

（8）ナルコティクス・アノニマスはギャンブル依存症の自助グループである。

（9）DARC（ダルク）の参加者は、薬物依存症の人である。

（10）精神保健福祉士は、国家資格である。

看護学生のための５分間テスト　精神看護学レベルアップテスト 40

2　つぎの設問に答えなさい。

（1）断酒会について誤っているものはどれか。

　　　1．リーダーは会の参加者から選ばれる。

　　　2．飲酒した場合は退会しなければならない。

　　　3．当事者の家族も参加できる。

　　　4．共通の悩みを持つメンバーで構成される。　　　解答＿＿＿＿＿＿＿＿＿

（2）セルフヘルプグループで適切なのはどれか。

　　　1．リーダーは医療の専門職が務める。

　　　2．異なる問題を抱える個人の集団である。

　　　3．家族はメンバーに含まれない。

　　　4．治癒・回復者はメンバーに含まれる。　　　解答＿＿＿＿＿＿＿＿＿

（3）自助グループであるAAについて誤っているものはどれか。

　　　1．アルコール依存症の治療に有効である。

　　　2．「言いっぱなし」「聞きっぱなし」が原則である。

　　　3．匿名での参加が可能である。

　　　4．会費は医療保険の適用を受けることができる。　　　解答＿＿＿＿＿＿＿＿＿

（4）精神保健福祉会連合会について誤っているものはどれか。

　　　1．愛称は「みんなねっと」である。

　　　2．精神障害者をもつ家族により結成された。

　　　3．会費は不要である。

　　　4．医療職者も参加することができる。　　　解答＿＿＿＿＿＿＿＿＿

看護学生のための5分間テスト　精神看護学レベルアップテスト40

第15回 精神保健福祉法

実施日　月　日
正解：　／14問
制限時間 5分

1 文章を読み、正しいものには〇、誤っているものには×を書きなさい。

（1）1995年に精神保健法が精神保健福祉法に改正された。

（2）精神保健福祉法で精神障害者の社会復帰施設の規定が初めて示された。

（3）精神保健福祉法により精神障害者も法的に障害者と位置付けられた。

（4）精神保健福祉法は、精神保健福祉士資格の法的根拠である。

（5）精神医療審査会の設置は精神保健福祉法により義務付けられている。

（6）精神保健指定医制度は、精神保健福祉法成立時に導入された。

（7）精神保健指定医は都道府県知事により指定される。

（8）自立支援医療の新設は2013年の精神保健福祉法改正の際に行われた。

（9）精神通院医療の公費負担は精神保健福祉法により規定されている。

（10）精神保健福祉法成立と同時に精神分裂病の呼称が統合失調症となった。

看護学生のための５分間テスト　**精神看護学レベルアップテスト 40**

2 つぎの設問に答えなさい。

（１）精神保健福祉法成立と同時に、法律の目的に追加された項目はどれか。

　　　１．精神障害者の法的管理

　　　２．精神障害者の治療と保護

　　　３．自立と社会参加の促進

　　　４．精神障害者の社会復帰の促進　　　　　　　解答＿＿＿＿＿＿＿＿＿＿

（２）精神保健福祉法による成果はどれか。

　　　１．任意入院制度の新設

　　　２．応急入院制度の新設

　　　３．同意入院の名称を医療保護入院に変更

　　　４．精神障害者保健福祉手帳制度の創設　　　解答＿＿＿＿＿＿＿＿＿＿

（３）つぎのうち、2013年の精神保健福祉法改正の内容はどれか。

　　　１．精神障害者の移送制度の創設

　　　２．保護者制度の廃止

　　　３．自傷他害防止監督義務規定の削除

　　　４．医療保護入院の要件の明確化　　　　　　　解答＿＿＿＿＿＿＿＿＿＿

（４）2024年の精神保健福祉法改正の内容ではないものはどれか。

　　　１．精神保健福祉センターの設置義務付け

　　　２．医療保護入院の入院期間の法定化

　　　３．精神科病院での虐待の通報制度の新設

　　　４．入院者訪問支援事業の新設　　　　　　　　解答＿＿＿＿＿＿＿＿＿＿

看護学生のための5分間テスト　精神看護学レベルアップテスト40

第16回 精神保健医療福祉の施策と現状

実施日　　月　　日
正解：　／14問
制限時間　5分

1 文章を読み、正しいものには〇、誤っているものには×を書きなさい。

（1）こころのバリアフリー宣言は、厚生労働省により示された指針である。
解答　　　　　　　

（2）高齢者の社会的孤立の予防はこころのバリアフリー宣言の目標である。
解答　　　　　　　

（3）精神保健福祉センターは、各市町村に設置されている。
解答　　　　　　　

（4）精神障害者保健福祉手帳制度により通院医療費の給付が行われている。
解答　　　　　　　

（5）厚生労働省が示す5疾病に精神疾患は含まれない。
解答　　　　　　　

（6）現在、精神および行動の障害による入院患者で最も多いのは認知症である。
解答　　　　　　　

（7）わが国の人口当たりの精神病床数はOECD加盟国の中では低水準である。
解答　　　　　　　

（8）わが国の精神病床の平均在院日数は諸外国と比較して長い。
解答　　　　　　　

（9）わが国では、精神疾患の外来患者数は近年増加傾向にある。
解答　　　　　　　

（10）わが国における精神疾患の入院患者数は、近年著しく減少傾向である。
解答

2 つぎの設問に答えなさい。

（1）こころのバリアフリー宣言の目的で正しいものはどれか。

　　1．精神科に入院している患者の行動制限の最小化

　　2．身体障害者の人格を尊重するためのバリアフリー化の促進

　　3．引きこもりから社会参加を試みる際の障壁を軽減する支援

　　4．精神疾患への偏見をなくすための正しい理解の促進

　　　　　　　　　　　　　　　　　　　　　　　　　　　解答

（2）こころのバリアフリー宣言を実現するための8つの柱に含まれないものはどれか。

　　1．保護

　　2．関心

　　3．参画

　　4．予防　　　　　　　　　　　　　　　　　　　　　解答

（3）2004年に示された精神保健医療福祉の改革ビジョンについて誤っているものはどれか。

　　1．10年間で達成すべき目標が示された。

　　2．精神疾患や精神障害者への国民の理解を深めることを目指した。

　　3．認知症ケアの充実が課題として掲げられた。

　　4．入院医療から地域生活への移行を目標とした。　　解答

（4）2004年に示された精神保健医療福祉の改革ビジョンの内容で正しいものはどれか。

　　1．任意入院制度の新設

　　2．医療保護入院の明確化

　　3．精神障害者の定義の見直し

　　4．入院患者の病状に応じた医療体制の整備　　　　　解答

看護学生のための5分間テスト　精神看護学レベルアップテスト40

第17回 現代社会が抱える問題

実施日　　月　　日
正解：　　／14問
制限時間　5分

1 文章を読み、正しいものには〇、誤っているものには✕を書きなさい。

（1）ドメスティックバイオレンスの対象は、身体的暴力のみである。　　解答

（2）配偶者暴力防止法における配偶者には事実婚も含まれる。　　解答

（3）別居中の夫から暴力を受けている場合も配偶者暴力防止法の対象となる。　　解答

（4）1年以上にわたり家庭に留まり続けている状態をひきこもりという。　　解答

（5）不登校に関する相談は児童相談所の義務である。　　解答

（6）自殺者数は、女性に比べて男性で多い傾向がある。　　解答

（7）近年のわが国の自殺者数は年間10,000人程度である。　　解答

（8）自殺対策基本法は都道府県にゲートキーパーの養成を義務づけている。　　解答

（9）自殺対策基本法では、自殺対策強化月間を設けることを定めている。　　解答

（10）都道府県には、自殺対策計画の策定が法律により義務付けられている。　　解答

2 つぎの設問に答えなさい。

（1）つぎのうち、施行されたのが最も新しいのはどれか。

1．児童虐待防止法

2．自殺対策基本法

3．配偶者暴力防止法

4．改正労働施策総合推進法　　　　　　　　解答＿＿＿＿＿＿＿＿＿＿

（2）ワーキングプアの表す意味はどれか。

1．さまざまな障害により就労できず貧困状態にある人

2．働いても十分な収入がなく貧困状態にある人

3．就労し十分な収入があるにも関わらず満たされない人

4．働くことが嫌で職を転々とする人　　　　解答＿＿＿＿＿＿＿＿＿＿

（3）つぎのうち、小中学生の不登校の理由で最も多いのはどれか。

1．無気力・不安

2．生活リズムの乱れ・あそび・非行

3．いじめを除く友人関係をめぐる問題

4．親子の関わり方　　　　　　　　　　　　解答＿＿＿＿＿＿＿＿＿＿

（4）令和4年に閣議決定された自殺総合対策大綱の重点施策ではないものはどれか。

1．高齢者介護を理由とした自殺の予防

2．遺された人への支援の充実

3．自殺未遂者の再度の自殺企図を防ぐ

4．女性の自殺対策を更に推進する　　　　　解答＿＿＿＿＿＿＿＿＿＿

看護学生のための5分間テスト　精神看護学レベルアップテスト40

第18回 災害と心のケア

実施日　　月　　日

正解：　　／14問

制限時間 5分

1 文章を読み、正しいものには○、誤っているものには×を書きなさい。

（1）災害派遣精神医療チーム（DPAT）は厚生労働省が
組織する。

解答＿＿＿＿＿＿＿＿＿

（2）DPATは被災地域の精神科医療機関と連携して活動する。

解答＿＿＿＿＿＿＿＿＿

（3）DPATの活動中の食事や宿泊先は、被災地の自治体
により準備される。

解答＿＿＿＿＿＿＿＿＿

（4）DPATの先遣隊は、発災後24時間以内に組織され派遣
される。

解答＿＿＿＿＿＿＿＿＿

（5）DPATを構成する医師は精神保健指定医でなければ
ならない。

解答＿＿＿＿＿＿＿＿＿

（6）災害後に生き残った人は、罪悪感をもつことがある。

解答＿＿＿＿＿＿＿＿＿

（7）被災者にはなるべく多くの体験を詳細に話してもらうのが
よい。

解答＿＿＿＿＿＿＿＿＿

（8）大規模な災害は急性ストレス障害を引き起こす。

解答＿＿＿＿＿＿＿＿＿

（9）子どもは成人と比較して災害によるストレスを
感じにくい。

解答＿＿＿＿＿＿＿＿＿

（10）災害時は、支援者自身のメンタルヘルスケアも
重要となる。

解答＿＿＿＿＿＿＿＿＿

2 つぎの設問に答えなさい。

（1）被災後1ヶ月以内にみられるストレス反応を表すのはどれか。

1．ALS

2．ASD

3．AED

4．PTSD

解答＿＿＿＿＿＿＿＿＿＿＿

（2）災害急性期における精神障害者への看護師の対応で最も適切なのはどれか。

1．服薬している薬剤を中断しないように支援する。

2．名札の着用を指示する。

3．不眠が続いても一時的な変化と判断する。

4．災害の状況についての説明は避ける。

解答＿＿＿＿＿＿＿＿＿＿＿

（3）災害後の成人にみられにくい反応はどれか。

1．不安で眠れなくなる。

2．言動が子どものように幼くなる。

3．被災時の記憶がよみがえる。

4．激しい怒りを表現する。

解答＿＿＿＿＿＿＿＿＿＿＿

（4）発災3日後、「悲しい気持ちが止まらない」と避難所で涙ぐむ被災者に対する看護師の発言として、最も適切なのはどれか。

1．「災害以外のことを考えるようにしましょう」

2．「悲しい気持ちはすぐに乗り越えられますよ」

3．「大変なのはみんなも同じですよ」

4．「悲しい気持ちが止まらないのは異常なことではないですよ」

解答＿＿＿＿＿＿＿＿＿＿＿

看護学生のための５分間テスト　精神看護学レベルアップテスト 40

第19回　精神医療の歴史

実施日　　　月　　　日

正解：　／14 問

制限時間 5分

1 文章を読み、正しいものには〇、誤っているものには×を書きなさい。

（1）ヒポクラテスは、精神病を呪いの類と考えていた。

解答＿＿＿＿＿＿＿＿

（2）中世のヨーロッパでは、精神病者も魔女狩りの対象と
なった。

解答＿＿＿＿＿＿＿＿

（3）古代の日本では、精神病者の治療として祈祷が行われた。

解答＿＿＿＿＿＿＿＿

（4）京都岩倉村では、かつて精神病者の拷問や迫害が
行われていた。

解答＿＿＿＿＿＿＿＿

（5）精神病者監護法は、精神病者の私宅監置を禁止した
法律である。

解答＿＿＿＿＿＿＿＿

（6）精神衛生法は、都道府県に精神科病院を設置することを
義務付けた。

解答＿＿＿＿＿＿＿＿

（7）精神衛生法は、精神衛生相談所の設置を義務付けた。

解答＿＿＿＿＿＿＿＿

（8）精神病院法は、精神衛生法の理念を受け継いだ法律
である。

解答＿＿＿＿＿＿＿＿

（9）精神病院法の成立により、精神科病院の設置が著しく
進んだ。

解答＿＿＿＿＿＿＿＿

（10）措置入院制度が創設されたのは精神病院法がきっかけ
である。

解答＿＿＿＿＿＿＿＿

40

看護学生のための5分間テスト　**精神看護学レベルアップテスト 40**

2 つぎの設問に答えなさい。

（1）中世において、ベルギーのゲールで行われた精神医療はどれか。

　　1．精神病者の隔離

　　2．呪術的な治療

　　3．家庭看護

　　4．拘束具の使用　　　　　　　　　　　解答＿＿＿＿＿＿＿＿＿＿

（2）アサイラムについての説明で正しいものはどれか。

　　1．古代ローマで造られた施設である。

　　2．施設内では行動制限がなく自由が保障されていた。

　　3．人道的な看護が積極的に行われた。

　　4．施設には犯罪者や孤児なども収容された。　　解答＿＿＿＿＿＿＿＿＿＿

（3）精神衛生法改正のきっかけとなった事件はどれか。

　　1．ライシャワー事件

　　2．宇都宮病院事件

　　3．相馬事件

　　4．相模原障害者施設殺傷事件　　　　　解答＿＿＿＿＿＿＿＿＿＿

（4）呉秀三らの運動がきっかけとなり1919年に成立した法律はどれか。

　　1．精神医療法

　　2．精神病院法

　　3．精神衛生法

　　4．精神保健法　　　　　　　　　　　　解答＿＿＿＿＿＿＿＿＿＿

看護学生のための5分間テスト　精神看護学レベルアップテスト40

第20回 精神医療と人物①

実施日　　月　　日
正解：　／14問
制限時間 5分

1 文章を読み、正しいものには○、誤っているものには×を書きなさい。

（1）ブロイラーは早発性痴呆をスキゾフレニア（精神分裂病）と命名した。　解答

（2）モニスは、電気けいれん療法を創始したことで知られる。　解答

（3）自由連想法はフロイトにより創始された精神分析療法である。　解答

（4）ロボトミーは、ザーケルが開発した外科的治療法である。　解答

（5）精神科医のサリヴァンは、対人関係論を提唱した。　解答

（6）「引き裂かれた自己」の著者は、ビアーズである。　解答

（7）エンカウンターグループを開発したのはユングである。　解答

（8）チャールズ・ラップは、ストレングスモデルを提唱した。　解答

（9）統合失調症の治療に「母なるもの」が重要だとしたのはシュヴィングである。　解答

（10）「新撰看護学」を出版したのは、石橋ハヤである。　解答

2 つぎの設問に答えなさい。

（1）精神病者の拘束を解き、鎖からの解放に尽力した人物はどれか。

    1．ヒポクラテス

    2．ピネル

    3．テューク

    4．ナイチンゲール　　　　　　　　　解答＿＿＿＿＿＿＿＿＿＿

（2）19世紀末にイギリスでヨーク・リトリートを開設した人物はどれか。

    1．ピュサン

    2．テューク

    3．エスキロール

    4．フロイト　　　　　　　　　　　　解答＿＿＿＿＿＿＿＿＿＿

（3）日本の精神医学の父ともよばれ、精神医療や看護の改革を推進した人物はどれか。

    1．加藤普佐次郎

    2．森田正馬

    3．清水耕一

    4．呉秀三　　　　　　　　　　　　　解答＿＿＿＿＿＿＿＿＿＿

（4）精神医学綱要を著し、精神疾患を体系化した人物はどれか。

    1．クレペリン

    2．野口英世

    3．フロイト

    4．ブロイラー　　　　　　　　　　　解答＿＿＿＿＿＿＿＿＿＿

看護学生のための5分間テスト　精神看護学レベルアップテスト40

第21回 **精神医療と人物②**

実施日　　月　　日

正解：　／ **14** 問

制限時間 **5** 分

1 文章を読み、正しいものには○、誤っているものには×を書きなさい。

（1）フィンクは危機に陥った際の心理過程を4段階で説明した。

解答＿＿＿＿＿＿＿

（2）フィンクの危機モデルでは、防衛的退行は第2段階である。

解答＿＿＿＿＿＿＿

（3）カプランは、地域の精神保健活動を3つの段階に分けた。

解答＿＿＿＿＿＿＿

（4）アタッチメント理論を提唱したのはエリクソンである。

解答＿＿＿＿＿＿＿

（5）グリージンガーは、精神疾患を脳の器質的な病気であるとした。

解答＿＿＿＿＿＿＿

（6）シャルコーは、フロイトの下で学びヒステリーの研究を進めた。

解答＿＿＿＿＿＿＿

（7）サリヴァンの対人関係論は、ペプロウに大きな影響を与えた。

解答＿＿＿＿＿＿＿

（8）ユングは、来談者中心療法を創始したことで知られる。

解答＿＿＿＿＿＿＿

（9）マズローは、死を受容するまでの心理過程を5段階で示した。

解答＿＿＿＿＿＿＿

（10）セリエは、ストレスとストレッサーを定義した。

解答＿＿＿＿＿＿＿

2 つぎの設問に答えなさい。

（1）アギュララ,D.C.が提唱した危機〈クライシス〉を回避する要因で正しいのはどれか。

1．情緒的サポート

2．問題志向のコーピング

3．適切な対処機制

4．ソーシャルインクルージョン　　　　　解答＿＿＿＿＿＿＿＿＿＿＿＿

（2）精神看護に関連する理論と理論家の組み合わせで正しいものはどれか。

1．患者－看護師関係：ペプロウ,E.

2．ストレス理論：シュナイダー,K.

3．現存在分析：フロイト,S.

4．精神発達理論：オレム,D.　　　　　　解答＿＿＿＿＿＿＿＿＿＿＿＿

（3）精神障害者に対する非人道的な処遇を綴った「わが魂にあうまで」の著者はどれか。

1．ビアーズ

2．エスキロール

3．レイン

4．シュナイダー　　　　　　　　　　　　解答＿＿＿＿＿＿＿＿＿＿＿＿

（4）トラベルビーによって出版されたのはどれか。

1．「人間関係の看護論」

2．「精神病者の魂への道」

3．「引き裂かれた自己」

4．「人間対人間の看護」　　　　　　　　解答＿＿＿＿＿＿＿＿＿＿＿＿

看護学生のための５分間テスト　精神看護学レベルアップテスト40

第22回 統合失調症

実施日　　月　　日

正解：　／14問

制限時間 5分

1 文章を読み、正しいものには○、誤っているものには×を書きなさい。

（1）統合失調症の発症には、遺伝的な要因も関与する。

解答＿＿＿＿＿＿＿＿

（2）統合失調症の好発年齢は、60歳以上である。

解答＿＿＿＿＿＿＿＿

（3）統合失調症の患者は、圧倒的に男性が多い。

解答＿＿＿＿＿＿＿＿

（4）幻覚は、統合失調症でみられる陰性症状である。

解答＿＿＿＿＿＿＿＿

（5）常同行動は、統合失調症の症状としてみとめられる。

解答＿＿＿＿＿＿＿＿

（6）シュナイダーは、統合失調症の一級症状として考想化声を挙げた。

解答＿＿＿＿＿＿＿＿

（7）他人の思考が自分に入り込んでくると感じる症状を考想伝播という。

解答＿＿＿＿＿＿＿＿

（8）統合失調症の患者が訴える幻覚は、すぐに否定するのがよい。

解答＿＿＿＿＿＿＿＿

（9）統合失調症の治療に用いるオランザピンは定型抗精神病薬である。

解答＿＿＿＿＿＿＿＿

（10）リスペリドンはセロトニンを遮断する統合失調症治療薬である。

解答＿＿＿＿＿＿＿＿

2 つぎの設問に答えなさい。

（1）統合失調症の幻覚や妄想に最も関係する神経伝達物質はどれか。

　　1．ドパミン

　　2．セロトニン

　　3．アドレナリン

　　4．アセチルコリン　　　　　　　　　　　　　解答＿＿＿＿＿＿＿＿＿＿

（2）統合失調症の陽性症状はどれか。

　　1．無為

　　2．自閉

　　3．被害妄想

　　4．感情鈍麻　　　　　　　　　　　　　　　　解答＿＿＿＿＿＿＿＿＿＿

（3）ブロイラーの挙げた統合失調症の基本症状に含まれないものはどれか。

　　1．両価性

　　2．自閉

　　3．感情障害

　　4．作為思考　　　　　　　　　　　　　　　　解答＿＿＿＿＿＿＿＿＿＿

（4）陰性症状の強い統合失調症患者に対して社会復帰を促すのに適切な対応はどれか。

　　1．患者に具体的な活動を提案する。

　　2．患者に今の状態を振り返らせる。

　　3．患者の意思の発動を待つ。

　　4．患者の生活ペースに合わせる。　　　　　　解答＿＿＿＿＿＿＿＿＿＿

看護学生のための5分間テスト　精神看護学レベルアップテスト40

第23回　うつ病

実施日　　月　　日

正解：　／14問

制限時間　5分

1 文章を読み、正しいものには〇、誤っているものには×を書きなさい。

（1）うつ病は、セロトニンとの関係が深い精神疾患である。

解答＿＿＿＿＿＿＿＿＿

（2）ドパミンの作用を抑制するとうつ病が改善される。

解答＿＿＿＿＿＿＿＿＿

（3）うつ病の罹患率は、女性に比べて男性で高い傾向がある。

解答＿＿＿＿＿＿＿＿＿

（4）うつ病を発症するのは、40歳以降がほとんどである。

解答＿＿＿＿＿＿＿＿＿

（5）抑うつ気分の症状には日内変動がみられる。

解答＿＿＿＿＿＿＿＿＿

（6）うつ病患者の多くで幻聴の症状がみとめられる。

解答＿＿＿＿＿＿＿＿＿

（7）うつ病では、自分を責める感情が強くなる。

解答＿＿＿＿＿＿＿＿＿

（8）睡眠障害は、うつ病でみられる重要な症状である。

解答＿＿＿＿＿＿＿＿＿

（9）行為心迫は、うつ病患者の典型的な症状である。

解答＿＿＿＿＿＿＿＿＿

（10）抑うつ症状が2年以上続くとうつ病と診断される。

解答＿＿＿＿＿＿＿＿＿

看護学生のための5分間テスト　**精神看護学レベルアップテスト40**

2 つぎの設問に答えなさい。

（1）典型的なうつ病の症状に含まれないものはどれか。

　　1．易疲労性

　　2．興味と喜びの喪失

　　3．激越症状

　　4．感情失禁　　　　　　　　　　　　　　解答＿＿＿＿＿＿＿＿＿＿＿

（2）老年期のうつ病に特徴的な症状はどれか。

　　1．幻覚

　　2．感情鈍麻

　　3．心気妄想

　　4．着衣失行　　　　　　　　　　　　　　解答＿＿＿＿＿＿＿＿＿＿＿

（3）うつ病患者への対応として誤っているものはどれか。

　　1．人生の重大な決定事項は避けるように提案する。

　　2．症状や治療の状態を家族と共有する。

　　3．症状が安定した時期では、特に自殺に注意する。

　　4．励ますようなアドバイスを心がける。　　解答＿＿＿＿＿＿＿＿＿＿＿

（4）希死念慮を訴えて入院したうつ病患者。1週間後、行動抑制は改善され、活動も活発化してきた。この状態で最も注意すべきことはどれか。

　　1．服薬の状況

　　2．言動の変化

　　3．睡眠の質

　　4．食事の量　　　　　　　　　　　　　　解答＿＿＿＿＿＿＿＿＿＿＿

看護学生のための５分間テスト　精神看護学レベルアップテスト40

第24回 双極性障害

実施日　　月　　日

正解：　／14問

制限時間 5分

1 文章を読み、正しいものには〇、誤っているものには×を書きなさい。

（1）双極性障害は躁状態とうつ状態の２つの病相からなるのが
　　　特徴である。

解答＿＿＿＿＿＿＿＿＿

（2）双極性障害の好発年齢は20 ～ 30代である。

解答＿＿＿＿＿＿＿＿＿

（3）双極Ⅱ型障害は、Ⅰ型障害に比べて躁状態の程度が
　　　重症である。

解答＿＿＿＿＿＿＿＿＿

（4）躁エピソードにおいては、睡眠欲求が増大する。

解答＿＿＿＿＿＿＿＿＿

（5）躁状態が進行すると記憶障害が認められるようになる。

解答＿＿＿＿＿＿＿＿＿

（6）躁状態が抑うつ状態に変化することを躁転とよぶ。

解答＿＿＿＿＿＿＿＿＿

（7）行為心迫は、躁状態における典型的な症状である。

解答＿＿＿＿＿＿＿＿＿

（8）躁状態においては、刺激の少ない静かな環境での療養が
　　　適する。

解答＿＿＿＿＿＿＿＿＿

（9）双極性障害の薬物療法には、気分安定薬をおもに用いる。

解答＿＿＿＿＿＿＿＿＿

（10）双極性障害では、抗うつ薬の投与も有効である。

解答＿＿＿＿＿＿＿＿＿

2 つぎの設問に答えなさい。

（1）躁状態でよくみられる症状はどれか。

　　　1．罪業妄想

　　　2．予期不安

　　　3．行動制止

　　　4．誇大妄想　　　　　　　　　　　　　　解答＿＿＿＿＿＿＿＿＿

（2）躁状態においてみられる特徴はどれか。

　　　1．ささいなことですぐに怒り出す。

　　　2．気分が落ち込みやすくなる。

　　　3．動きが鈍くなる。

　　　4．一つのことに集中しやすくなる。　　　解答＿＿＿＿＿＿＿＿＿

（3）躁状態の患者にみられる特徴的な訴えはどれか。

　　　1．考えが次々と浮かぶ。

　　　2．考えが進まない。

　　　3．考えが外から吹き込まれる。

　　　4．考えが抜き取られる。　　　　　　　　解答＿＿＿＿＿＿＿＿＿

（4）躁状態でみられる観念奔逸とはどのような状態をいうか。

　　　1．申し訳ないと自らを責める。

　　　2．あらゆることをあきらめてしまう。

　　　3．脈絡が乏しく会話のまとまりがなくなる。

　　　4．絶え間なく話し続ける。　　　　　　　解答＿＿＿＿＿＿＿＿＿

第25回 不安障害・強迫性障害

1 文章を読み、正しいものには○、誤っているものには×を書きなさい。

（1）パニック障害は、男性に比べ、女性で多くみられる傾向がある。

（2）パニック障害は、50代での発症が最も多くみられる。

（3）パニック障害の患者は、うつ病を合併することが多い。

（4）パニック発作では、動悸や息切れなどの身体症状もみられる。

（5）パニック発作は、特定の出来事や状況に限って出現する。

（6）社交不安障害の患者は、アルコール依存症を合併しやすい。

（7）注射などの医療行為は、限局性恐怖症の原因となる。

（8）広場恐怖症とは、広い場所に限って恐怖を感じる障害である。

（9）エクスポージャーは、不安障害の治療に有効とされる。

（10）強迫性障害の薬物療法では、SSRIが第一選択薬となる。

2 つぎの設問に答えなさい。

（１）全般性不安障害でみられる随伴症状ではないものはどれか。

　　　１．筋弛緩

　　　２．睡眠障害

　　　３．易疲労性

　　　４．落ち着きのなさ　　　　　　　　　　　解答＿＿＿＿＿＿＿＿＿＿＿＿

（２）パニック発作でみられるのはどれか。

　　　１．便秘

　　　２．強い怒り

　　　３．間代性けいれん

　　　４．強い予期不安　　　　　　　　　　　　解答＿＿＿＿＿＿＿＿＿＿＿＿

（３）洗ったばかりの手を何度も洗い続ける行動はどれにあたるか。

　　　１．回避行動

　　　２．予期不安

　　　３．強迫行為

　　　４．誇大妄想　　　　　　　　　　　　　　解答＿＿＿＿＿＿＿＿＿＿＿＿

（４）強迫性障害の症状に含まれないものはどれか。

　　　１．施錠を何度も確認する。

　　　２．階段を昇降するときに段数を数える。

　　　３．部屋を整理せず、物を乱雑にする。

　　　４．不吉な数字に異常なほどこだわる。　　解答＿＿＿＿＿＿＿＿＿＿＿＿

看護学生のための5分間テスト　精神看護学レベルアップテスト40

第26回 ストレス因関連障害

実施日　　月　　日

正解：　／14問

制限時間 5分

1 文章を読み、正しいものには〇、誤っているものには✕を書きなさい。

（1）脱抑制型対人交流障害は小児期のネグレクトに起因する。　解答＿＿＿＿＿＿＿＿

（2）適応障害は、日常のささいな出来事をきっかけに
　　　起こることがある。　解答＿＿＿＿＿＿＿＿

（3）適応障害は、ストレスが消失すれば6ヶ月以内に
　　　改善する。　解答＿＿＿＿＿＿＿＿

（4）適応障害の症状として、動悸などの身体症状が
　　　出現することもある。　解答＿＿＿＿＿＿＿＿

（5）ASDの患者は、過剰な警戒心を訴えることがある。　解答＿＿＿＿＿＿＿＿

（6）PTSDの症状は、たいてい体験から1ヶ月以内に
　　　おさまる。　解答＿＿＿＿＿＿＿＿

（7）PTSDは、特定の性格を持った人に起こる。　解答＿＿＿＿＿＿＿＿

（8）年齢が低いほどPTSDは発症しにくい傾向がある。　解答＿＿＿＿＿＿＿＿

（9）PTSDは心的外傷となる出来事を直接体験していなくても
　　　起こる。　解答＿＿＿＿＿＿＿＿

（10）心理的デブリーフィングは、PTSDの予後に
　　　効果的である。　解答＿＿＿＿＿＿＿＿

2 つぎの設問に答えなさい。

（1）つぎのうち、心的外傷およびストレス因関連障害群に含まれるものはどれか。

1．転換性障害

2．解離性同一性障害

3．反応性愛着障害

4．妄想性障害　　　　　　　　　　　　解答＿＿＿＿＿＿＿＿＿＿

（2）PTSDでみられにくい症状はどれか。

1．過覚醒

2．フラッシュバック

3．退行

4．回避症状　　　　　　　　　　　　　解答＿＿＿＿＿＿＿＿＿＿

（3）PTSDの侵入症状とされるのはどれか。

1．自分を強く責めるようになる。

2．衝撃的な体験の記憶を忘れる。

3．トラウマの原因となった場所を避ける。

4．外傷的出来事を強く思い出す。　　　解答＿＿＿＿＿＿＿＿＿＿

（4）大災害をきっかけとしてPTSDを発症した患者に対する声掛けとして最も適切なものはどれか。

1．いつまでも悲しんでいると亡くなった人もつらいですよ。

2．あなたが生き残ったのは運があったのですよ。

3．悲しいときは思い切り泣いてもいいんですよ。

4．もう災害のことは忘れて前を向きましょう。　　解答＿＿＿＿＿＿＿＿＿＿

看護学生のための5分間テスト　精神看護学レベルアップテスト40

第27回 睡眠－覚醒障害

実施日　　月　　日

正解：　／14問

制限時間　5分

1 文章を読み、正しいものには〇、誤っているものには×を書きなさい。

（1）ナルコレプシーは、不眠障害の一種である。　　　　解答

（2）ナルコレプシーの好発年齢は、50代である。　　　　解答

（3）睡眠時無呼吸症候群は、肥満者に多くみられる。　　解答

（4）レム睡眠行動障害は、高齢の男性で多くみられる。　解答

（5）入眠障害には、長時間作用型の睡眠薬が推奨される。解答

（6）睡眠・覚醒スケジュール障害は、交代勤務をしている人に多い。　解答

（7）不眠障害の患者には、日中に多めの睡眠をとるように指導する。　解答

（8）睡眠相前進症候群は、夕方の眠気や早朝覚醒が特徴である。　解答

（9）睡眠相前進症候群の場合、入眠時間を早くするよう心掛ける。　解答

（10）睡眠相後退症候群は、高齢者で多くみられる。　解答

2 つぎの設問に答えなさい。

（1）ナルコレプシーの特徴的な症状に含まれないものはどれか。

　　1．金縛り

　　2．夜間のいびき

　　3．情動脱力発作

　　4．入眠時幻覚　　　　　　　　　　　　　解答＿＿＿＿＿＿＿＿＿＿＿＿

（2）むずむず脚症候群の特徴として正しいものはどれか。

　　1．高齢の女性で多くみられる。

　　2．脚を動かすと症状が増悪する。

　　3．早朝に症状が強くなる傾向がある。

　　4．安静にしていると症状が現れにくい。　解答＿＿＿＿＿＿＿＿＿＿＿＿

（3）レビー小体型認知症との関連性が最も深いのはどれか。

　　1．ナルコレプシー

　　2．睡眠時無呼吸症候群

　　3．睡眠・覚醒スケジュール障害

　　4．レム睡眠行動障害　　　　　　　　　　解答＿＿＿＿＿＿＿＿＿＿＿＿

（4）睡眠中に大声を出すような症状がみられるのはどれか。

　　1．ナルコレプシー

　　2．睡眠時無呼吸症候群

　　3．睡眠・覚醒スケジュール障害

　　4．レム睡眠行動障害　　　　　　　　　　解答＿＿＿＿＿＿＿＿＿＿＿＿

看護学生のための5分間テスト　精神看護学レベルアップテスト40

第28回　依存症

実施日　　月　　日

正解：　／14問

制限時間　5分

1 文章を読み、正しいものには○、誤っているものには×を書きなさい。

（1）小児期には依存症は起こりにくいとされる。

解答＿＿＿＿＿＿＿＿

（2）依存症の治療に集団精神療法は適さない。

解答＿＿＿＿＿＿＿＿

（3）2つ以上の嗜癖問題を併発している状態を
クロスアディクションという。

解答＿＿＿＿＿＿＿＿

（4）加熱式たばこ使用者は、健康保険による禁煙治療の対象に
含まれない。

解答＿＿＿＿＿＿＿＿

（5）幻覚は、アルコール依存症による離脱症状として
出現することがある。

解答＿＿＿＿＿＿＿＿

（6）アルコール依存症の発症に環境要因が関与していると
考えられる。

解答＿＿＿＿＿＿＿＿

（7）競馬などの公営競技はギャンブル等依存症対策基本法の
対象外である。

解答＿＿＿＿＿＿＿＿

（8）IR推進法の施行により最も懸念されるのは薬物依存症
である。

解答＿＿＿＿＿＿＿＿

（9）依存による大麻使用は、ウェルニッケ脳症のリスクを
高める。

解答＿＿＿＿＿＿＿＿

（10）コルサコフ症候群はアルコール依存症によって
引き起こされる。

解答＿＿＿＿＿＿＿＿

看護学生のための5分間テスト　**精神看護学レベルアップテスト 40**

2 つぎの設問に答えなさい。

（1）つぎのうち、最も新しく成立した法律はどれか。

　　1．アルコール健康障害対策基本法

　　2．未成年喫煙禁止法

　　3．麻薬及び向精神薬取締法

　　4．ギャンブル等依存症対策基本法　　　　　解答＿＿＿＿＿＿＿＿＿＿

（2）アルコール依存症のスクリーニング検査を意味するのはどれか。

　　1．AA

　　2．ARP

　　3．AUDIT

　　4．ASD　　　　　　　　　　　　　　解答＿＿＿＿＿＿＿＿＿＿

（3）アルコール依存症で誤っているものはどれか。

　　1．重症な合併症として肝硬変がある。

　　2．離脱症状が出現した場合には少量のアルコールを摂取する。

　　3．離脱症状として幻覚や見当識障害が現れる。

　　4．治療には周囲の協力が重要となる。　　　解答＿＿＿＿＿＿＿＿＿＿

（4）入院前日の夜まで毎日飲酒をしていたと話すアルコール依存症患者に対し、入院
　　　当日に優先的に行うのはどれか。

　　1．抗酒薬の説明を行う。

　　2．断酒会への参加を促す。

　　3．振戦の有無を確認する。

　　4．ストレス対処行動を分析する。　　　　　解答＿＿＿＿＿＿＿＿＿＿

第29回 摂食障害

1 文章を読み、正しいものには〇、誤っているものには×を書きなさい。

（1）摂食障害は男性に比べて女性で多くみられる。

（2）摂食障害は、うつ病などの気分障害を合併することが多い。

（3）摂食障害の治療に認知行動療法は有効である。

（4）神経性食欲不振症の発症年齢は50歳以上が多い。

（5）神経性食欲不振症の患者は、ボディイメージのゆがみを抱いている。

（6）神経性食欲不振症の原因の一つに、腸管の吸収不全がある。

（7）代償行為は神経性過食症で特徴的にみられる。

（8）神経性過食症の診断基準の一つがBMI25以上である。

（9）摂食障害による半飢餓状態の患者には急速に大量の栄養補給を実施する。

（10）リフィーディング症候群では、ビタミンB_1の欠乏がみられる。

2 つぎの設問に答えなさい。

（1）神経性食欲不振症の身体症状として起こりにくいものはどれか。

　　1．浮腫

　　2．無月経

　　3．高血圧

　　4．齲歯　　　　　　　　　　　　　　　解答 ＿＿＿＿＿＿＿＿＿＿

（2）神経性食欲不振症の症候で正しいものはどれか。

　　1．血清トリヨードサイロニン（T3)値の上昇

　　2．高カリウム血症

　　3．頻脈

　　4．活動量の増加　　　　　　　　　　　解答 ＿＿＿＿＿＿＿＿＿＿

（3）神経性過食（大食）症の特徴で誤っているものはどれか。

　　1．いつも食べ物のことを考えている。

　　2．太ることに恐怖はない。

　　3．過食と絶食をくり返している。

　　4．過食嘔吐や下剤乱用が日常化している。　　解答 ＿＿＿＿＿＿＿＿＿＿

（4）リフィーディング症候群について誤っているものはどれか。

　　1．血中のリンは低下する。

　　2．高カリウム血症となる。

　　3．症状として心不全がみられる。

　　4．経口より経静脈栄養で起こりやすい。　　解答 ＿＿＿＿＿＿＿＿＿＿

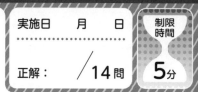

第30回 発達障害

1 文章を読み、正しいものには○、誤っているものには×を書きなさい。

（1）発達障害には、周囲の関わり方が重要である。

（2）自閉スペクトラム症では非言語的コミュニケーションは障害されない。

（3）自閉スペクトラム症は、乳幼児期の親の接し方によって発症する。

（4）自閉スペクトラム症では、他者への関心が低いことが多い。

（5）自閉スペクトラム症の子どもは一人遊びを好む傾向がある。

（6）勉強や仕事に集中できないのは、注意欠如・多動症の特徴である。

（7）興味の偏りが著しいのは、注意欠如・多動症の特徴である。

（8）注意欠如・多動症の症状として、音声チックが出現する。

（9）限局性学習症は、知的発達の遅れを伴う発達障害である。

（10）限局性学習症の場合、「読み」の能力には問題がみられない。

2 つぎの設問に答えなさい。

（1）発達障害者支援法で発達障害と定義されているのはどれか。

　　1．記憶障害

　　2．適応障害

　　3．摂食障害

　　4．学習障害　　　　　　　　　　　　　　解答 _____

（2）自閉スペクトラム症でみられるのはどれか。

　　1．運動性チックが出現する。

　　2．計算の習得が困難である。

　　3．不注意による間違いが多い。

　　4．習慣へのかたくななこだわりがある。　　解答 _____

（3）注意欠如・多動症の特徴ではないものはどれか。

　　1．忘れ物が多い。

　　2．人見知りをしない。

　　3．整理整頓が苦手である。

　　4．じっとしていられない。　　　　　　　解答 _____

（4）注意欠如・多動症との鑑別で注意すべきなのはどれか。

　　1．アクティベーション症候群

　　2．リフィーディング症候群

　　3．レストレスレッグス症候群

　　4．マロリーワイス症候群　　　　　　　　解答 _____

看護学生のための5分間テスト　**精神看護学レベルアップテスト 40**

第31回 パーソナリティ障害

実施日　　月　　日

正解：　／14問

制限時間 5分

1 文章を読み、正しいものには〇、誤っているものには×を書きなさい。

（1）パーソナリティ障害は成人期以降から明らかになることが多い。

解答＿＿＿＿＿＿＿＿＿

（2）パーソナリティ障害の発症には遺伝要因や環境要因などが関与する。

解答＿＿＿＿＿＿＿＿＿

（3）パーソナリティ障害の治療には精神療法が有効である。

解答＿＿＿＿＿＿＿＿＿

（4）パーソナリティ障害は症状の現れ方に基づき4つに大別される。

解答＿＿＿＿＿＿＿＿＿

（5）奇妙で風変わりな行動を特徴とするパーソナリティ障害はA群である。

解答＿＿＿＿＿＿＿＿＿

（6）演技的で感情の起伏が激しいパーソナリティ障害はC群である。

解答＿＿＿＿＿＿＿＿＿

（7）完璧主義で融通が利かないのは強迫性パーソナリティ障害の特徴である。

解答＿＿＿＿＿＿＿＿＿

（8）自分への否定的評価に過敏なのは妄想性パーソナリティ障害とされる。

解答＿＿＿＿＿＿＿＿＿

（9）境界性パーソナリティ障害は、女性に比べて男性で多くみられる。

解答＿＿＿＿＿＿＿＿＿

（10）他者への共感性が欠如しているのが自己愛性パーソナリティ障害である。

解答＿＿＿＿＿＿＿＿＿

看護学生のための５分間テスト　**精神看護学レベルアップテスト 40**

2 つぎの設問に答えなさい。

（１）つぎのうち、A群に分類されるパーソナリティ障害はどれか。

　　1．演技性パーソナリティ障害

　　2．妄想性パーソナリティ障害

　　3．依存性パーソナリティ障害

　　4．自己愛性パーソナリティ障害　　　　　　　　　解答＿＿＿＿＿＿＿＿＿＿＿

（２）つぎのうち、自傷行為や激しい浪費行動、過食といった著しい衝動性を示すのはどれか。

　　1．境界性パーソナリティ障害

　　2．回避性パーソナリティ障害

　　3．妄想性パーソナリティ障害

　　4．反社会性パーソナリティ障害　　　　　　　　　解答＿＿＿＿＿＿＿＿＿＿＿

（３）つぎのうち、親密な関係に対する強い居心地の悪さ、思考や知覚の歪みを特徴とするのはどれか。

　　1．回避性パーソナリティ障害

　　2．反社会性パーソナリティ障害

　　3．妄想性パーソナリティ障害

　　4．統合失調型パーソナリティ障害　　　　　　　　解答＿＿＿＿＿＿＿＿＿＿＿

（４）シゾイド（スキゾイド）パーソナリティ障害の説明で誤っているものはどれか。

　　1．A群に分類される。

　　2．社会的関係からの離脱を特徴とする。

　　3．他者への対抗心が非常に強い。

　　4．性体験への関心は低い。　　　　　　　　　　　解答＿＿＿＿＿＿＿＿＿＿＿

65

第32回 解離性障害

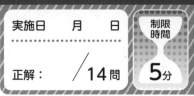

1 文章を読み、正しいものには〇、誤っているものには×を書きなさい。

（1）解離性障害は、統合失調症との鑑別が困難とされる。

（2）職場での強いストレスが解離性障害を引き起こすことがある。

（3）解離性障害の患者は、自己評価が高くなる傾向がある。

（4）小児期の心的外傷は、解離性同一性障害の原因となる。

（5）解離性同一性障害では、性格のほか、口調や筆跡なども変化する。

（6）解離性健忘の治療に精神療法は無効である。

（7）解離性健忘は、不可逆性の記憶障害である。

（8）解離性遁走の症状が現れる期間は数時間程度である。

（9）離人感・現実感消失症は、虐待が引き金で発症することがある。

（10）離人感・現実感消失症患者は、不安症や抑うつを合併しやすい。

看護学生のための５分間テスト　**精神看護学レベルアップテスト 40**

2 つぎの設問に答えなさい。

（1）解離性障害の患者への対応として誤っているものはどれか。

　　1．過去のトラウマについて詳しく話を聴く。

　　2．約束ごとは文面で伝える。

　　3．安心できる場所を提供する。

　　4．グラウンディングを活用する。　　　　　　　解答＿＿＿＿＿＿＿＿＿＿

（2）解離性同一性障害の患者との接し方で正しいものはどれか。

　　1．出現した人格に合わせて接し方を変える。

　　2．交代人格の存在を無視する。

　　3．現れた交代人格に細かい質問はしない。

　　4．多重人格は病気のせいだと否定する。　　　解答＿＿＿＿＿＿＿＿＿＿

（3）解離性健忘について、誤っているものはどれか。

　　1．男性よりも女性で多くみられる。

　　2．強いストレスが原因となることがある。

　　3．記憶の空白期間は数日程度である。

　　4．フラッシュバックが起こることもある。　　解答＿＿＿＿＿＿＿＿＿＿

（4）離人感・現実感消失症について、正しいものはどれか。

　　1．自分が誰かに操られているような感覚になる。

　　2．多くの場合、中年期以降に発症する。

　　3．患者は自らの解離体験が現実でないと自覚している。

　　4．抗不安薬の使用は禁忌である。　　　　　　解答＿＿＿＿＿＿＿＿＿＿

67

看護学生のための5分間テスト　精神看護学レベルアップテスト40

第33回　認知症

実施日　　月　　日
正解：　　/14問
制限時間　5分

1 文章を読み、正しいものには〇、誤っているものには×を書きなさい。

（1）見当識障害は認知症の発症初期からみられる症状である。　解答

（2）近時記憶に比べ遠隔記憶は認知症の初期から障害される。　解答

（3）前頭側頭型認知症では、早期から性格変化がみられる。　解答

（4）アルツハイマー型認知症では、脳が萎縮を示す。　解答

（5）アルツハイマー型認知では初期から記銘力低下がみられる。　解答

（6）レビー小体型認知症では、症状の日内変動が大きい。　解答

（7）初期症状としての幻視は、レビー小体型認知症の特徴である。　解答

（8）認知症の症状で、じっとしていられなくなることを脱抑制という。　解答

（9）認知症患者が万引きを繰り返す行為は常同行動の一つである。　解答

（10）認知症患者に徘徊がみられる場合、すぐに身体抑制を行う。　解答

68

2 つぎの設問に答えなさい。

（1）認知症の患者で最も多い病型はどれか。

1．脳血管型認知症

2．アルツハイマー型認知症

3．レビー小体型認知症

4．前頭側頭型認知症　　　　　　　　　　　　　　　解答＿＿＿＿＿＿＿＿＿

（2）アルツハイマー型認知症の患者にみられる「失認」はどれか。

1．箸を使ってご飯を食べられなくなる。

2．調理の手順がわからなくなる。

3．相手の話が理解できなくなる。

4．鏡に映った自分の姿に話しかける。　　　　　　　解答＿＿＿＿＿＿＿＿＿

（3）認知症の中核症状はどれか。

1．幻聴

2．抑うつ

3．希死念慮

4．失語　　　　　　　　　　　　　　　　　　　　　解答＿＿＿＿＿＿＿＿＿

（4）財布の盗難を訴える認知症高齢者への対応として最も適切なのはどれか。

1．一緒に探して見つける。

2．代わりの財布を渡す。

3．何かの間違いであると伝える。

4．その場を離れ、忘れるのを待つ。　　　　　　　　解答＿＿＿＿＿＿＿＿＿

看護学生のための5分間テスト　精神看護学レベルアップテスト40

第34回　てんかん

実施日　月　日
正解：　／14問
制限時間　5分

1 文章を読み、正しいものには○、誤っているものには×を書きなさい。

（1）てんかんは、精神保健福祉法の対象となる疾患である。　解答＿＿＿＿＿＿

（2）てんかんの人は自動車運転免許を取得することはできない。　解答＿＿＿＿＿＿

（3）症候性てんかんは、脳の器質的病変が原因である。　解答＿＿＿＿＿＿

（4）てんかんでは、脳波に異常がみられる。　解答＿＿＿＿＿＿

（5）全般性てんかんは、大脳全体で異常放電が起こる。　解答＿＿＿＿＿＿

（6）ウエスト症候群は、多くの場合に知的障害を合併する。　解答＿＿＿＿＿＿

（7）発作が短時間に繰り返し起こるのがウエスト症候群の特徴である。　解答＿＿＿＿＿＿

（8）強直・間代発作が起きたときは大声で名前を呼び続ける。　解答＿＿＿＿＿＿

（9）レノックス・ガストー症候群は点頭てんかんともよばれる。　解答＿＿＿＿＿＿

（10）欠神発作の発症が最も多いのは高齢男性である。　解答＿＿＿＿＿＿

2 つぎの設問に答えなさい。

（1）てんかんで正しいものはどれか。

　　　1．高齢での発症は稀である。

　　　2．遺伝素因はない。

　　　3．頭部の外傷で起こることもある。

　　　4．有病率は1000人に1人程度である。　　　解答＿＿＿＿＿＿＿＿＿

（2）意識障害を伴わないてんかん発作はどれか。

　　　1．欠神発作

　　　2．単純部分発作

　　　3．強直間代発作

　　　4．複雑部分発作　　　解答＿＿＿＿＿＿＿＿＿

（3）強直・間代発作について、誤っているものはどれか。

　　　1．突然発症する。

　　　2．発作後に眠り込んでしまうことがある。

　　　3．多くの場合数十秒程度で回復する。

　　　4．筋は弛緩したままである。　　　解答＿＿＿＿＿＿＿＿＿

（4）大発作時の対応として適切ではないものはどれか。

　　　1．怪我を避けるために、四肢を強く押さえ、抑制する。

　　　2．呼吸が回復したら顔を横に向ける。

　　　3．咬舌を防ぐために下顎を挙上する。

　　　4．周囲の危険なものを遠ざける。　　　解答＿＿＿＿＿＿＿＿＿

第35回 精神科領域の検査

1 文章を読み、正しいものには○、誤っているものには×を書きなさい。

（1）脳波検査は、てんかんの診断に有効である。

（2）MRI検査により、脳の萎縮を発見することができる。

（3）知能指数が60以下の場合を精神遅滞とする。

（4）改訂版デンバー式発達スクリーニング検査は知能指数を判定する。

（5）ウェクスラー式知能検査は15分程度で終わる簡便な検査である。

（6）ウェクスラー式知能検査の適応年齢は16歳11ヶ月までである。

（7）内田クレペリン検査は、作業検査法とよばれる性格検査である。

（8）内田クレペリン検査は、WEBで受検することもできる。

（9）内田クレペリン検査により、仕事の処理能力を推定できる。

（10）ミネソタ多面的人格目録は、面接方式の性格検査である。

2 つぎの設問に答えなさい。

（1）改訂版デンバー式発達スクリーニング検査について誤っているものはどれか。

　　　1．104の検査項目がある。

　　　2．4領域について判定を行う。

　　　3．適応年齢は0〜6歳である。

　　　4．判定結果は数値で示される。　　　　　　　　解答＿＿＿＿＿＿＿＿＿

（2）田中ビネー式知能検査について正しいものはどれか。

　　　1．6歳以降を適応年齢とする。

　　　2．13歳までが適応年齢である。

　　　3．集団式の知能検査である。

　　　4．精神年齢やIQがわかる。　　　　　　　　　　解答＿＿＿＿＿＿＿＿＿

（3）ウェクスラー式知能検査により算出できる4種類の指標に含まれないものはどれか。

　　　1．言語理解

　　　2．創造力

　　　3．知覚推理

　　　4．ワーキングメモリー　　　　　　　　　　　　解答＿＿＿＿＿＿＿＿＿

（4）ロールシャッハテストについて誤っているものはどれか。

　　　1．インクのしみが描かれた図版を使用する。

　　　2．投影法とよばれる検査である。

　　　3．被験者の性格の指標となる。

　　　4．12歳以降が適応年齢となる。　　　　　　　　解答＿＿＿＿＿＿＿＿＿

看護学生のための５分間テスト　精神看護学レベルアップテスト 40

第36回　精神療法

実施日　　月　　日

正解：／14問

制限時間 5分

1 文章を読み、正しいものには〇、誤っているものには×を書きなさい。

（1）認知行動療法により緊張を和らげることができるように
　　　なる。　　　　　　　　　　　　　　　　　　　　　　解答＿＿＿＿＿＿＿＿

（2）認知行動療法により過去の心的外傷に気づくことが
　　　できる。　　　　　　　　　　　　　　　　　　　　　解答＿＿＿＿＿＿＿＿

（3）認知行動療法により薬物療法についての理解が深まる。　解答＿＿＿＿＿＿＿＿

（4）認知行動療法は、うつ病の患者には効果がみられない。　解答＿＿＿＿＿＿＿＿

（5）断酒会は、集団精神療法のひとつである。　　　　　　　解答＿＿＿＿＿＿＿＿

（6）集団精神療法では、参加者の非言語的サインにも
　　　注目する。　　　　　　　　　　　　　　　　　　　　解答＿＿＿＿＿＿＿＿

（7）森田療法は、入院治療によって行うのが基本である。　　解答＿＿＿＿＿＿＿＿

（8）家族内の問題の原因となる人物を特定するのが家族療法の
　　　目的である。　　　　　　　　　　　　　　　　　　　解答＿＿＿＿＿＿＿＿

（9）精神分析療法は、フロイトにより創始された精神療法
　　　である。　　　　　　　　　　　　　　　　　　　　　解答＿＿＿＿＿＿＿＿

（10）精神分析療法では、自由連想法を用いて治療を進めて
　　　いく。　　　　　　　　　　　　　　　　　　　　　　解答＿＿＿＿＿＿＿＿

74

看護学生のための５分間テスト　**精神看護学レベルアップテスト 40**

2 つぎの設問に答えなさい。

（１）集団精神療法の効果が最も期待できるのはどれか。

1．薬物依存症

2．躁状態

3．自閉症

4．過眠症　　　　　　　　　　　　　　　解答＿＿＿＿＿＿＿＿＿＿＿

（２）認知行動療法で患者に期待できる効果はどれか。

1．自ら催眠状態に導くことができるようになる。

2．物事の捉え方のゆがみが修正される。

3．過去の自分の態度についての自己洞察が深まる。

4．自分の状態をあるがままに受け入れることができるようになる。

解答＿＿＿＿＿＿＿＿＿＿＿

（３）集団精神療法において、リーダーが担う役割として正しいのはどれか。

1．患者間の発言量を均等にする。

2．話題が変わった場合はすぐに戻す。

3．メンバーの座る位置は特に固定しない。

4．沈黙した場合は、リーダーが積極的に発言する。　解答＿＿＿＿＿＿＿＿＿＿＿

（４）「外出すると知り合いに会うので怖い。人と気の利いた話ができない自分はだめな人間」と繰り返し訴える患者に最も有効なのはどれか。

1．認知行動療法

2．家族療法

3．集団精神療法

4．作業療法　　　　　　　　　　　　　　解答＿＿＿＿＿＿＿＿＿＿＿

75

看護学生のための５分間テスト　精神看護学レベルアップテスト40

第37回　電気けいれん療法

実施日　　月　　日

正解：　／14問

制限時間　5分

❶ 文章を読み、正しいものには〇、誤っているものには✕を書きなさい。

（1）自殺のリスクが高い患者には、電気けいれん療法は
禁忌である。

解答＿＿＿＿＿＿＿

（2）電気けいれん療法は薬物療法に比べて即効性が
期待できる。

解答＿＿＿＿＿＿＿

（3）電気けいれん療法は、磁気を用いた治療法である。

解答＿＿＿＿＿＿＿

（4）修正型電気けいれん療法では、筋弛緩薬が用いられる。

解答＿＿＿＿＿＿＿

（5）電気けいれん療法は高齢者には適さない治療法である。

解答＿＿＿＿＿＿＿

（6）妊婦には、電気けいれん療法の実施は禁忌とされる。

解答＿＿＿＿＿＿＿

（7）電気けいれん療法により循環動態は大きく変動する。

解答＿＿＿＿＿＿＿

（8）電気けいれん療法の副作用として、せん妄がある。

解答＿＿＿＿＿＿＿

（9）重症の拒食症には、電気けいれん療法が選択される。

解答＿＿＿＿＿＿＿

（10）電気けいれん療法の有害反応として筋肉痛がある。

解答＿＿＿＿＿＿＿

2 つぎの設問に答えなさい。

（1）電気けいれん療法の適応となるのはどれか。

1．悪性症候群

2．見当識障害

3．アルツハイマー病

4．統合失調症

解答＿＿＿＿＿＿＿＿＿＿

（2）修正型電気けいれん療法について正しいものはどれか。

1．全身麻酔下で行う。

2．保護室で実施する。

3．強直間代発作が生じる。

4．発生頻度の高い合併症は骨折である。

解答＿＿＿＿＿＿＿＿＿＿

（3）電気けいれん療法の実施について、誤っているものはどれか。

1．頭部に数秒間の通電を行う。

2．月に1回の頻度で行う。

3．実施後は1時間程度の安静が必要である。

4．症状が改善するまで6〜10回程度行う。

解答＿＿＿＿＿＿＿＿＿＿

（4）電気けいれん療法の副作用に含まれないものはどれか。

1．頭痛

2．悪心

3．眠気

4．認知機能障害

解答＿＿＿＿＿＿＿＿＿＿

看護学生のための５分間テスト　精神看護学レベルアップテスト40

第38回 リハビリテーション療法

実施日　　月　　日

正解：　／14問

制限時間 5分

1 文章を読み、正しいものには〇、誤っているものには✕を書きなさい。

（1）社会療法は、生活療法ともよばれる。

解答＿＿＿＿＿＿＿＿

（2）社会療法は、施設病の予防に有効である。

解答＿＿＿＿＿＿＿＿

（3）生活技能訓練（SST）は精神分析の考え方を応用したものである。

解答＿＿＿＿＿＿＿＿

（4）精神科リハビリテーションは経済的な自立を最終目標とする。

解答＿＿＿＿＿＿＿＿

（5）精神科リハビリテーションは多職種によるチーム連携が必要である。

解答＿＿＿＿＿＿＿＿

（6）精神科リハビリテーションは退院日が決まり次第開始する。

解答＿＿＿＿＿＿＿＿

（7）精神科デイケアにより、対人関係能力の向上が期待される。

解答＿＿＿＿＿＿＿＿

（8）精神科デイケアで行う生活技能訓練（SST）は二次予防である。

解答＿＿＿＿＿＿＿＿

（9）箱庭療法は、統合失調症の患者には禁忌とされる。

解答＿＿＿＿＿＿＿＿

（10）芸術療法は、非言語的な治療法である。

解答＿＿＿＿＿＿＿＿

看護学生のための５分間テスト　**精神看護学レベルアップテスト 40**

2 つぎの設問に答えなさい。

（１）生活技能訓練（SST）について正しいのはどれか。

1．指導者と患者が１対１で行うのが基本である。

2．セルフヘルプグループの一種である。

3．診断を確定する目的で実施される。

4．退院支援プログラムの一つである。　　　解答＿＿＿＿＿＿＿＿＿

（２）作業療法について正しいのはどれか。

1．急性期に行うのが基本である。

2．複雑な作業は行わない。

3．責任を伴う作業を与える。

4．原則的に患者１人で行う。　　　解答＿＿＿＿＿＿＿＿＿

（３）精神科デイケアの目的はどれか。

1．家族の疾病理解を深める。

2．陽性症状を鎮静化する。

3．社会生活機能を回復する。

4．単身で生活できるようにする。　　　解答＿＿＿＿＿＿＿＿＿

（４）箱庭療法について誤っているものはどれか。

1．思春期までの小児を対象とする治療法である。

2．心身症の治療に有効である。

3．砂の入った箱に人形などのミニチュアを並べて行う。

4．日本には河合隼雄によって導入された。　　　解答＿＿＿＿＿＿＿＿＿

看護学生のための5分間テスト　精神看護学レベルアップテスト40

第39回 抗不安薬・抗精神病薬

実施日　　月　　日

正解：　／ 14 問

制限時間 5分

1 文章を読み、正しいものには○、誤っているものには×を書きなさい。

（1）不安障害の治療には、非ベンゾジアゼピン系薬物が多く用いられる。

解答＿＿＿＿＿＿＿＿

（2）抗不安薬の副作用として、血圧の低下がみられる。

解答＿＿＿＿＿＿＿＿

（3）抗不安薬を長期連用しても依存のリスクは低い。

解答＿＿＿＿＿＿＿＿

（4）抗不安薬服用後は、自動車等の運転を控えるように指導する。

解答＿＿＿＿＿＿＿＿

（5）抗精神病薬の副作用として、抗コリン作用がみとめられる。

解答＿＿＿＿＿＿＿＿

（6）抗精神病薬の有害反応として、多飲・水中毒がみられる。

解答＿＿＿＿＿＿＿＿

（7）抗精神病薬の有害反応として、高プロラクチン血症がみとめられる。

解答＿＿＿＿＿＿＿＿

（8）定型抗精神病薬は、陰性症状の改善に特に有効である。

解答＿＿＿＿＿＿＿＿

（9）セロトニン・ドパミン遮断薬は、定型抗精神病薬である。

解答＿＿＿＿＿＿＿＿

（10）パーキンソニズムは抗精神病薬による錐体外路症状の一つである。

解答＿＿＿＿＿＿＿＿

看護学生のための５分間テスト　**精神看護学レベルアップテスト 40**

2 つぎの設問に答えなさい。

（1）抗不安薬の服用開始直後の患者で最も注意するのはどれか。

　　1．便秘

　　2．妄想

　　3．遅発性ジスキネジア

　　4．ふらつきや転倒　　　　　　　　　　　解答＿＿＿＿＿＿＿＿＿＿＿

（2）抗精神病薬服用時の錐体外路症状に関与するのはどれか。

　　1．ドパミン

　　2．グルタミン

　　3．リチウム

　　4．マグネシウム　　　　　　　　　　　　解答＿＿＿＿＿＿＿＿＿＿＿

（3）抗精神病薬の有害反応である悪性症候群について、誤っているものはどれか。

　　1．38℃以上の高熱がみられる。

　　2．CK（クレアチンキナーゼ）値が低下する。

　　3．意識障害を伴うことがある。

　　4．筋強剛が起こる。　　　　　　　　　　解答＿＿＿＿＿＿＿＿＿＿＿

（4）抗精神病薬の有害反応で眼球上転がみられた場合、どの錐体外路症状が考えられるか。

　　1．静座不能症

　　2．ジスキネジア

　　3．アカシジア

　　4．ジストニア　　　　　　　　　　　　　解答＿＿＿＿＿＿＿＿＿＿＿

看護学生のための5分間テスト 精神看護学レベルアップテスト40

抗うつ薬

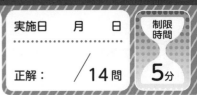

1 文章を読み、正しいものには○、誤っているものには×を書きなさい。

（1）三環系抗うつ薬の使用により、眠気が引き起こされる。　解答

（2）三環系抗うつ薬は、心毒性がみとめられる。　解答

（3）現在、うつ病治療の第一選択薬は四環系抗うつ薬である。　解答

（4）抗うつ薬の多くは、作用の発現までに2〜3日程度を要する。　解答

（5）抗うつ薬によりうつ症状の改善がみられたら、直ちに服用を中断する。　解答

（6）抗うつ薬は、強迫性障害の患者への使用は禁忌とされる。　解答

（7）SNRIは、シナプスにおけるノルアドレナリン濃度を上昇させる。　解答

（8）SNRIの有害反応として、頻脈が認められる。　解答

（9）抗うつ薬の投与は、少量から開始するのがよい。　解答

（10）アクティベーション症候群は、抗うつ薬投与を中止すると出現する。　解答

（右上）看護学生のための5分間テスト　精神看護学レベルアップテスト 40

2 つぎの設問に答えなさい。

（1）三環系抗うつ薬による抗コリン作用に含まれないものはどれか。

　　1．口渇

　　2．下痢

　　3．排尿困難

　　4．眼圧上昇　　　　　　　　　　　　　　解答＿＿＿＿＿＿＿＿＿＿

（2）うつ病患者が選択的セロトニン再取り込み阻害薬〈SSRI〉の服用を開始した。観察が必要な症状はどれか。

　　1．瘙痒感

　　2．口唇の不随意運動

　　3．徐脈

　　4．嘔気　　　　　　　　　　　　　　　　解答＿＿＿＿＿＿＿＿＿＿

（3）選択的セロトニン再取り込み阻害薬〈SSRI〉で正しいのはどれか。

　　1．パニック障害に対しても有効である。

　　2．抗コリン作用は三環系抗うつ薬よりも強い。

　　3．投薬を中止するとセロトニン症候群が現れる。

　　4．抗うつ効果の評価は使用開始後3日以内に行う。　　解答＿＿＿＿＿＿＿＿＿＿

（4）選択的セロトニン再取り込み阻害薬〈SSRI〉によるセロトニン症候群として誤っているものはどれか。

　　1．ミオクローヌス

　　2．筋弛緩

　　3．発熱

　　4．不安・焦燥　　　　　　　　　　　　　解答＿＿＿＿＿＿＿＿＿＿

1回たった5分の小テストで老年看護学を総復習！
テストに必要な知識とスピードを養うドリルテキスト

40回分のテストで実力アップ！

毎日コツコツ スピードトレーニング〈看護学生のための5分間テスト〉

老年看護学レベルアップテスト40

編集 SENKOSHAメディカルドリル編集部

本体1,400円＋税　B5判／88頁＋巻末とじ込み解答集
ISBN978-4-906852-26-0

看護師国家試験の過去問や、テキストの重要項目をベースに、老年看護学の重要ポイントを小テスト形式のドリルとしてまとめた教材です。老年看護学全般について、テーマごとに取り組むことができるので、苦手な領域や項目を知ることができる上、5分間という限られた中でいかに速く、正確に解くことができるかという、試験に必要なスキルをトレーニングすることができます。解答集は取り外して使える別冊になっているので、日々の小テストのほか、課題学習や宿題などとして活用することで、効率的かつ効果的な学習ができます。

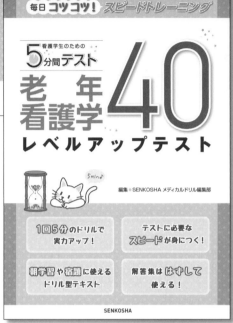

- 過去問をベースにした問題やオリジナル問題などをドリル化！
- これ1冊でさまざまな知識を学べるようなくわしくわかりやすい解説！
- 解答集が取り外せる！
- 巻末の解答集は別冊として取り外せるから使いやすい！
- 1回たった5分のテストだから、課題学習に最適な教材

1回たった5分の小テストで小児看護学を総復習!
小児の発育から制度、看護技術、疾患までを網羅

50回分のテストで実力アップ!

毎日コツコツ スピードトレーニング〈看護学生のための5分間テスト〉

小児看護学レベルアップテスト50

編集 SENKOSHAメディカルドリル編集部

本体1,400円+税　B5判／104頁+巻末とじ込み解答集
ISBN978-4-906852-31-4

看護師国家試験の過去問やテキストの重要項目などをベースに、看護学生が覚えておきたい知識を小テスト形式でまとめたドリル教材、「看護学生のための5分間テストシリーズ」の最新刊が刊行になりました。

小児看護学全般について、テーマごとに取り組むことができるので、苦手な領域や項目を知ることができる上、5分間という限られた中でいかに速く、正確に解くことができるかという、試験に必要なスキルをトレーニングすることができます。解答集は取り外して使える別冊になっているので、日々の小テストのほか、課題学習や宿題などとして活用することで、効率的かつ効果的な学習ができます。

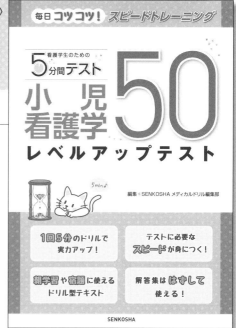

過去問をベースにした問題やオリジナル問題などをドリル化!

これ1冊でさまざまな知識を学べるようなくわしくわかりやすい解説!

解答集が取り外せる!

1回たった5分のテストだから、課題学習に最適な教材

巻末の解答集は別冊として取り外せるから使いやすい!

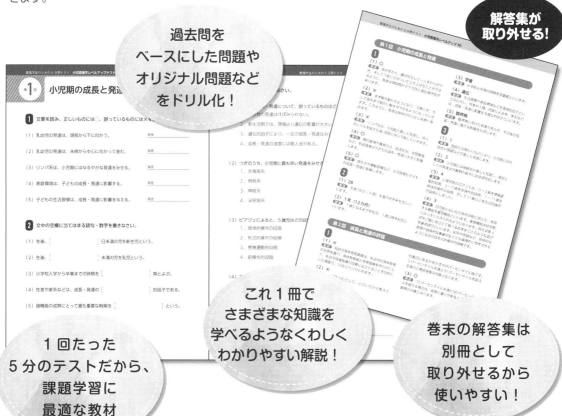

1回たった5分の小テストで母性看護学を総復習！
テストに必要な知識とスピードを養うドリルテキスト

毎日コツコツ スピードトレーニング〈看護学生のための5分間テスト〉

母性看護学レベルアップテスト50

編集　SENKOSHAメディカルドリル編集部

本体1,400円＋税　B5判／104頁＋巻末とじ込み解答集
ISBN978-4-906852-28-4

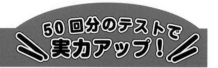

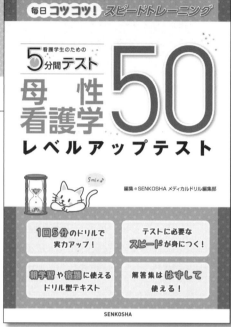

50回分のテストで実力アップ！

看護師国家試験の過去問題やテキストの重要項目などをベースに、看護学生が覚えておきたい知識を小テスト形式でまとめたドリル教材、「看護学生のための5分間テストシリーズ」の最新刊が刊行になりました。

母性看護学全般について、テーマごとに取り組むことができるので、苦手な領域や項目を知ることができる上、5分間という限られた中でいかに速く、正確に解くことができるかという、試験に必要なスキルをトレーニングすることができます。また、解答集は取り外して使える別冊になっているので、日々の小テストのほか、課題学習や宿題などとして活用することで、効率的かつ効果的な学習ができます。

過去問をベースにした問題やオリジナル問題などをドリル化！

これ1冊でさまざまな知識を学べるようなくわしくわかりやすい解説！

解答集が取り外せる！

1回たった5分のテストだから、課題学習に最適な教材

巻末の解答集は別冊として取り外せるから使いやすい！

1回たった5分の小テストで解剖生理学を総復習！
テストに必要な知識とスピードを養うドリルテキスト

毎日コツコツ スピードトレーニング〈看護学生のための5分間テスト〉
解剖生理学レベルアップテスト50

監修 三井由香（長野保健医療大学准教授） 編集 SENKOSHAメディカルドリル編集部

本体1,300円＋税　B5判／104頁＋別冊解答集48頁
ISBN978-4-906852-25-3

50回分の小テストで解剖生理学の知識を総復習するドリル教材。解剖生理学に関する知識をテストで総復習しながら苦手な領域や項目を知ることができる上、5分間という限られた中でいかに速く、正確に解くことができるかという、試験に必要なスキルをトレーニングすることができます。解答集は取り外して使える別冊になっているので、効率的かつ効果的な学習ができます。日々の小テストのほか、宿題、休み期間中の課題学習などとして活用していただける教材です。

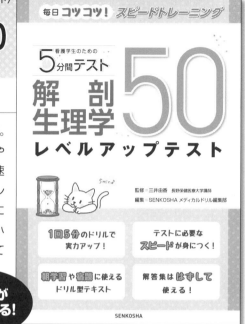

1回5分間のテスト×50回のボリューム！
薬の知識を総復習できる今までにないドリルテキスト

毎日コツコツ スピードトレーニング〈看護学生のための5分間テスト〉
薬理学レベルアップテスト50

監修 渡邉将隆（JA長野厚生連佐久総合病院薬剤部長） 編集 SENKOSHAメディカルドリル編集部

本体1,400円＋税　B5判／104頁＋巻末とじ込み解答集
ISBN978-4-906852-36-9

　看護師国家試験の過去問題や薬理学テキストの重要項目などをベースに、看護学生が覚えておきたい薬の知識を小テスト形式でまとめたドリル教材。薬に関する基本的な知識から系統別の薬の知識、そして疾患とよく使われる治療薬などを全50回の小テストとして網羅した1冊。1回のテストにつき10問の○×問題と4問の4択問題というボリュームなので、短時間で取り組みやすく、課題としても最適です。5分間という限られた中でいかに速く、正確に解くことができるかという、試験に必要なスキルをトレーニングすることができます。

　解答集は取り外して使える別冊になっているので、日々の小テストや朝学習、宿題などとしてご活用いただけます。

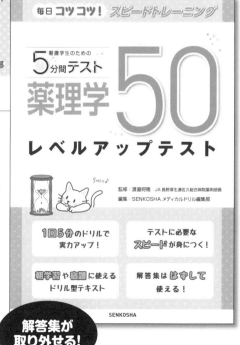

商品のご購入と発送について

　弊社の書籍は書店やインターネット通販サイトなどを通してご購入が可能です。その際は各書店、サイトへ直接お申し込み下さい。

　弊社から直接ご購入を希望される場合は、誠に勝手ながら**代金先払い**とさせて頂いております。下記の必要事項をご記入の上、**FAX** もしくは**メール**にてお申し込み下さい。お申し込み確認後、こちらからご購入代金のご連絡を差し上げますので、指定の口座（郵便振替もしくは銀行振り込み）へのご入金をお願いいたします。なお、恐れ入りますがお振込の際の手数料はお客様負担とさせて頂いております。

　お客様からのご入金を確認後、商品の方をご指定の送付先へ発送いたします。発送手数料につきましては、下記をご参照ください。

　在庫状況によってはお待たせする場合もございますのでご了承ください。品切れ等がありました際には、その旨もご連絡させて頂きます。

【お申込FAX・メール】

FAX	03 (5228) 0396
mail	n-senkosha@bf7.so-net.ne.jp

送品手数料	
1～2冊	200 円
3～4冊	400 円
5～9冊	500 円
10冊以上	送料無料

※沖縄県及び一部離島を除く。

【必要事項】

①ご注文書名　②ご注文冊数　③送付先ご住所　④お電話番号　⑤施設名（学校名）　⑥お名前
をご記入の上、上記の FAX もしくはメールの宛先までお申込ください。

※お預かりした個人情報は、商品の発送および商品のご案内以外には一切使用いたしません。

※ご指定の書店様からのご購入をご希望の際は、書店様へご相談ください。但し、お取扱い頂けない場合もございますのでご了承ください。

●ご注文・お問い合わせ先

〒162-0801　東京都新宿区山吹町 334　TEL/FAX：03-5228-0396
http://senkosha.jimdo.com/
mail：n-senkosha@bf7.so-net.ne.jp

株式会社 宣広社

[参考文献]「系統看護学講座 精神看護学1 精神看護の基礎」（医学書院）／「系統看護学講座 精神看護学1 精神看護の展開」（医学書院）／「ナーシング・グラフィカ 精神看護学1 情緒発達と精神看護の基本」（メディカ出版）／「ナーシング・グラフィカ 精神看護学2 精神障害と看護の実践」（メディカ出版）／「スッキリ図解 精神保健福祉制度のきほん 第2版」（翔泳社）／「老年看護学レベルアップテスト40」（宣広社）

毎日コツコツ！スピードトレーニング
看護学生のための5分間テスト

精神看護学レベルアップテスト40

2025年 4月 10日　第 1版第 1刷　発行

編　　　集	SENKOSHAメディカルドリル編集部
発　行　者	中村誠良
発行・発売	株式会社宣広社　〒162-0801 東京都新宿区山吹町334　電話 03-5228-0396
印刷・製本	株式会社平河工業社

装丁／本文デザイン／DTP：アルファー・ワン

●本書のコピー、スキャン、デジタル化等の無断複製は、著作権法上での例外である私的利用を除き禁じられています。本書を代行業者等の第三者に依頼してコピー、スキャンやデジタル化することは、たとえ個人や家庭内での利用であっても一切認められておりません。

●学内の使用であっても本書のコピーを配布し、授業や試験等で使用することは認められておりません。

●お問い合わせは、出版企画部へお願いします（電話　03-5228-0396）

ISBN978-4-906852-42-0　C3047　Printed in Japan

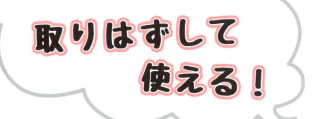

毎日コツコツ！スピードトレーニング

看護学生のための
5分間テスト

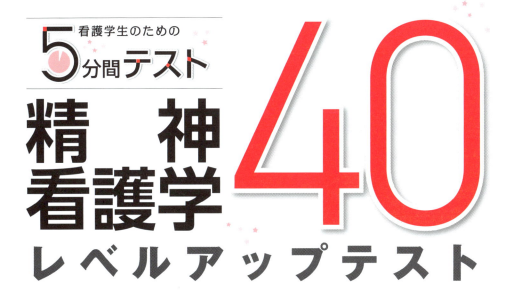

精神看護学 40
レベルアップテスト

解答と解説

編集 ● SENKOSHA メディカルドリル編集部

SENKOSHA

第1回 こころの働き

1

(1) ×
解説 オーストリアの精神科医であった**フロイト**が創始したのは、**精神分析**（心を分析することで精神疾患の治療につなげる方法）です。現存在分析は、フロイトの元で学んだ**ビンスワンガー**によって創始された精神分析の方法論です。

(2) ×
解説 フロイトは、人のこころは**エス（イド）**、**自我**、**超自我**の3つの領域で構成されると考えました（**フロイトの構造論**）。

(3) ×
解説 フロイトは、こころの領域のうち、**無意識の領域**のことを**エス（イド**ともいいます）とよびました。エスは、快楽を求める**本能的欲求に従って機能**する領域です。

(4) ○
解説 フロイトによれば、意識は**無意識**、**前意識**、そして**意識**の3つの層で構成されています（**局所論**）。

(5) ×
解説 フラストレーションとは、自らの欲求が満たされない状態、すなわち**欲求不満の状態**を意味します。

(6) ○
解説 カナダの生理学者である**ハンス・セリエ**は、人は外界から受ける**刺激（ストレッサー）**によりさまざまな**反応（ストレス）**を示す、という**ストレス学説**を提唱しました。そしてストレッサーに反応して生体が起こす一連のストレス状態を**汎適応症候群**とよびました。汎適応症候群では、ストレッサーに対する反応が**警告反応期**、**抵抗期**、**疲憊期**という3つの段階（経過）を示すとしました。

(7) ○
解説 ストレスにより起こる不安や危機に対し、無意識的あるいは意識的にその影響を小さくしようとする防衛反応を**コーピング**（対処法）といいます。

(8) ×
解説 **フィンク**は、危機に陥ったときにたどる心の変化を**4段階**で示しました。その4段階は、「**衝撃**」「**防御的退行**」「**承認**」「**適応**」の4つです。危機モデルはキャプランやションツ、コーン、アギュララなど、さまざまな理論家がそれぞれの理論を提唱しています。整理して覚えておきましょう。

(9) ○
解説 ストレスによって現れる問題に適切に反応し、対処できなければ**危機に陥りやすく**なります。

(10) ○
解説 危機や課題を適切に乗り越えることで、**人は成長する**ことができます。

2

(1) 3
解説 こころの領域のうち、現実を認識し、その原則に基づいて本能的欲求をコントロールしたり、防衛機制を働かせるのが**自我**とよばれる部分です。エスと超自我の調整役として、**心のバランスを保つ部分**といえます。超自我は本能的欲求に対して批判的に機能する領域で、いわゆる良心ともいえる、自らの中にある**倫理的規範に従おうとする部分**です。エスや自我の見張り役ともいえます。**リビドー**とは、無意識下にある快楽原則にのみ従う**欲望のエネルギー**をいいます。

(2) 2
解説 欲求は、**本能的欲求と社会的・対人的欲求**に大きく分けられます。食欲や睡眠欲、性欲などは本能的欲求です。社会的・対人的欲求は、周りの人とよい関係を保ちたい、安心して暮らしたい、世の中で成功したい、人から認められたい、といった多様かつ上位的な欲求といえます。

(3) 4
解説 心理学者の**エリクソン**は、人の発達を乳

児期、幼児前期、幼児後期、学童期、青年期、成人期、壮年期、老年期の**8つの段階**に分け、それぞれの特徴と乗り越えるべき課題を示しました。

（4）1

解説 災害による心理的ストレスは、発災直後から時間の経過とともにさまざまな反応として現れますが、身体反応として最も強く現れるのは発災から**数日から1ヶ月以内**になります（**急性ストレス障害**）。

第2回 防衛機制

1

（1）×

解説 問題のようなこころの働き（**防衛機制**）は**昇華**といいます。昇華とは、破壊衝動など反社会的な欲求を、スポーツや芸術活動など、**社会的に認められる活動へのエネルギーに変化させること**をいいます。**置き換え**は、八つ当たりに代表されるような、ある対象に向けられた不満や怒りなどの**抑えられない感情を別の対象に向けて発散すること**をいいます。

（2）○

解説 自分が認めたくない現実や感情、欲望などを受け入れようとしないことを**否認**といいます。自分が深刻な状況にあるということから目をそらし、心を守るための防衛機制です。**依存症の患者で多くみられ**、例えばアルコール依存症は**否認の病**ともよばれます。

（3）×

解説 本来自分の中にある感情とは**正反対の行動や態度を強調する**ことで、受け入れがたい衝動や感情を制御する心の働きを**反動形成**といいます。問題文では、飲酒を続ける人を非難することで、自分の中にある飲酒の欲求を覆い隠そうとしています。**抑圧**とは、例えば過去のつらい記憶を封じ込めて思い出さないようにするなど、自我にとって耐えられない意識内容を**無意識の中に封じ込めようとすること**をいいます。

（4）×

解説 八つ当たりのような、ある対象への抑えきれない感情を別の対象にぶつけることは**置き換え**といいます。

（5）○

解説 不満や劣等感といった感情を**別の対象（行動）によって解消しようとする**防衛機制が**代償**です。例えば、自分の能力や資質に自信がないと感じる場合、足りない才能を別の方法で補う行動をとり、それによって自身に対する不満を軽減し、自己の価値感を維持しようとします。

（6）○

解説 受け入れがたい出来事や状況などを、知識を用いて**論理的に理解**し、**納得**しようとする防衛機制は**知性化**といいます。

（7）×

解説 受け入れたくない**現実を認めようとしない**こころの働きは**否認**といいます。**空想**とは、現実とは異なる理想の状態を強く夢見ているような状態です。空想の世界へ逃避することで自分を守ろうとする防衛機制ですが、それが強くなれば**現実と空想の区別がつかなくなる**危険もあります。

（8）○

解説 大きなストレスや恐怖体験、衝撃的な出来事などからこころを守るため、その**記憶を意識から切り離す**ことを**解離**といいます。

（9）×

解説 問題文のような防衛機制を**反動形成**といいます。本来の感情とは**正反対の態度や行動をみせる**のが特徴です。嫌な職場であえて明るくふるまうといった態度をいいますが、続けばストレスに対処できなくなる可能性があります。

（10）○

解説 自分にはない優れた能力や名声を持つ他人を模倣し、**自分を近づけることで自身の価値を高**

めて満足したり、劣等感やコンプレックスから逃れようとするこころの働きが同一化（または同一視）です。

2

（1）1

解説 例えば暴力などの許されない行為を相手の態度のせいにするなど、受け入れがたい現実や満たされない欲求をもっともらしい理由をつけて正当化し、自分自身を納得させようとするこころの働きを合理化といいます。2は置き換え、3は反動形成、4は同一化といいます。

（2）3

解説 投射（または投影）とは、自分の中にある受け入れがたい感情や自分の悪い部分、不快なものなどを相手に映し出し、それらを相手が持っていると思い込むことをいいます。例えば嫌悪感を持つ相手に対し、嫌悪感をもっているのは自分ではなく、相手の方だと思い込むような状態をいいます。

（3）4

解説 いわゆる幼児化、赤ちゃん返りとよばれるような、心理的に成長した人が以前の発達段階に戻ったような言動をとることを退行といいます。寂しさへの裏返しや自分に関心を向けるための防衛機制です。

（4）1

解説 自分にとって不都合な現実や受け入れがたい感情などを認めようとしないことを否認といいます。

第3回　ライフサイクルと心理社会的発達

1

（1）○

解説 心理学者のエリクソンは、人の一生（ライフサイクル）を8つの段階に分け、それぞれで乗り越えるべき課題を示しました。学童期になると親の元から学校などに生活の中心が移ります。その中で、周囲と比較して自分が劣っていると感じることもあれば、努力して勝利することで達成感や自信を得ることもあります。エリクソンはそれを勤勉性対劣等感という表現で示しました。

（2）×

解説 親密性対孤立性は前成人期の心理社会的危機とされています。幼児期後期（遊戯期）の心理社会的危機は自主性対罪悪感です。「やっていいんだろうか」「間違っていないだろうか」「怒られないだろうか」といった罪悪感を持ちつつも、自分でやってみようという自主性、積極性が勝ることで目的意識が生まれるようになります。

（3）×

解説 アイデンティティ（自我同一性）とは、「自分らしくあること」「自分とは何か」「どのように生きていくべきか」といった感覚を表します。アイデンティティを確立させることは、青年期の課題とされます。アイデンティティはエリクソンが提唱した概念です。

（4）○

解説 ハヴィガーストは、一生を幼児期、児童期、青年期、壮年期（成人初期）、中年期（成人中期）、老年期の6つに分け、健全な発達をとげるためにはそれぞれの発達段階で達成しておかなければならない課題があると提唱しました。両親や大人から情緒的に独立したり、職業や経済的自立、結婚などについて考え、社会的な自立の準備をしていくのは青年期の課題とされます。

（5）×

解説 大人の余暇活動の充実は、中年期の課題の一つです。

（6）×

解説 第一反抗期がみられるのは幼児期です。親から自立したいと思う一方で、まだ自立しきれない、依存しなければならないという矛盾からくるいらだちが、感情や態度となって現れるのが第二反抗

期で、思春期にみられます。

（7）○

解説 親などの特定の人物と他人の識別ができるようになり、親から離れることで心理的に不安となるのが分離不安です。

（8）○

解説 アンビバレント（両価性）とは、相反する感情が同居している状態をいいます。思春期では、親から自立したいという気持ちとまだ甘えたいという正反対の感情が同居しやすい時期といえます。

（9）×

解説 第二反抗期を迎えた思春期の場合、親からの指示やアドバイスなどを素直に聞けなくなることも多くあります。

（10）○

解説 ギャングエイジは学童期後半に現れる特徴で、仲間内だけで閉鎖的な集団を形成し、その中でルールを作り、それを守るように行動します。

2

（1）1

解説 よいことと悪いことを学び、良心を育む

のは乳幼児期の発達課題とされます。

（2）1

解説 アタッチメント（愛着）行動とは、養育者の後を追ったり、抱きつくなどのスキンシップを求めたり、泣くことで関心を引こうとするような行動をいいます。

（3）3

解説 「自分はもっと評価されるべきである」「自分の才能を発揮できる場所は他にある」といったように、現状を受け入れず、理想を追い求めるように転職などを繰り返す状態を青い鳥症候群といいます。理想の場所が見つからないことで挫折感を抱き、出社拒否やひきこもり、うつ病などにつながることもあります。

（4）3

解説 バーンアウトとは燃え尽き症候群のことで、職場等において熱心に取り組んだ結果、自分の無力さや限界を感じ、心身を消耗した状態をいいます。仕事に積極的で、人一倍一生懸命取り組むまじめな人ほど自分を追い込み、ストレスを感じるようになることでバーンアウトを起こしやすい傾向があります。

第4回　精神看護の対象理解

1

（1）×

解説 プロセスレコードとは、患者との関わりの中で起きた出来事や患者の言動、看護師として感じたことや言動などを、できるだけそのままの言葉で記述したものをいいます。患者とのやり取りを言語化して振り返ることで、患者の言動に隠された本心や、看護師自身の思考や対人関係の傾向などを知ることを目的とします。ペプロウによって提唱された記録方法で、看護過程のプロセスではありません。

（2）×

解説 書式はさまざまですが、プロセスレコードには、看護師と患者との間で交わしたやり取り、

言葉などを記述します。

（3）×

解説 患者とのやり取りの記述であり、精神症状をアセスメントするものではありません。

（4）○

解説 プロセスレコードは患者の言動や看護師自身の言動から問題点を探し出したり、対人関係の傾向を知ることで、コミュニケーションに生かすことができます。

（5）○

解説 援助する看護師と援助される患者の関係を援助関係といい、ペプロウによれば、援助関係には相互性、相補性、代償的、対立的という4つのパ

ターンがあるとされます。相互性とは、看護師と患者が互いにそれぞれの態度に合わせた同じような行動（例えば苦手意識を持ち、自然とお互いが避けるように行動するなど）をとるような状態を表します。

（6）×

解説 代償的な援助関係は、お互いに足りない部分や苦手な部分を補い合うような関係をいいます。互いに張り合うような関係は対立的な関係にあるといえます。

（7）○

解説 患者と看護師の関係は、関わり合いの中で常に変化します。

（8）○

解説 ラポールとはフランス語で「橋を架ける」という意味で、心が通じ合い、お互いに信頼し合い、相手を受け入れている状態を表します。

（9）×

解説 医療者と患者との関り合いにおいて、過去に誰かに抱いた感情や願望を、患者が現在の医療者に投影することを転移といいます。反対に、医療者が過去の体験から抱いた自分の感情や願望を無意識的に患者に向けることを逆転移といいます。問題文の場合は逆転移です。

（10）×

解説 看護者と患者の関係性における4つの局面を提唱したのはペプロウです。

2

（1）4

解説 プロセスレコードは、ヒルデガード・E.ペプロウによって提唱された、看護現場における患者と看護者の相互関係、相互作用を記した文書記録です。

（2）4

解説 プロセスレコードによって患者とのやり取りをありのままに記録し、振り返ることで、看護師自身の言動や感情の動きを客観的に観察することができます。

（3）2

解説 アメリカの心理学者であるロジャーズが提唱したのがカウンセリングの3原則で、人の話を傾聴する際に必要とされる3つの要素を表します。その3つとは、常に相手に寄り添い心情を理解しようとする共感的理解、どんな内容でも相手の話を肯定的に聞き入れる無条件の受容、そして相手の伝えたいことと自分の理解をすり合わせ、互いに誤解のないように努める自己一致を指します。

（4）3

解説 ペプロウは、看護者と患者の関係構築にはプロセスがあり、そこには方向づけ、同一化、開拓利用、問題解決という4つの局面があるとしました。開拓利用とは、これまで築き上げた看護師と患者の人間関係に基づき、看護師の持つ知識や技術を活用して互いに問題解決に向けて協働する段階をいいます。方向づけとは、看護師と患者が出合い、患者の抱える問題の解決に向けて一緒に歩み始める段階、同一化とは、援助関係の中で看護師と患者が徐々に理解するようになる段階、そして問題解決とは、患者の抱える問題が解決し、看護師との関係が解消される段階です。

第5回　精神保健医療に関わる医療職

（1）×

解説 精神保健指定医は、精神保健福祉法が改正される前の法律である精神保健法の成立により誕生しました。精神衛生法改正により成立した精神保健法において、それまでの名称である精神衛生鑑定医から精神保健指定医に改められました。

（2）○

解説 精神保健指定医の資格は、5年ごとに研修を受けることで更新できます。

（3）×

解説 措置入院の判定は、都道府県職員立ち合いのもと、精神保健指定医2名以上で診察して行います。そしてその診察結果が一致した場合に措置入院が認められます。措置入院は行政の判断として都道府県知事の権限により行われるもので、その判定は精神保健指定医がみなし公務員として行う職務の一つです。

（4）×

解説 精神保健指定医の身分を規定するのは精神保健福祉法です。

（5）○

解説 措置入院の判定や解除の判定、精神医療審査会委員としての診察、精神障害者保健福祉手帳の返還に関する診察など、精神保健指定医にはみなし公務員として行う職務があります。

（6）×

解説 障害年金の支給は、医師の診察をもとに日本年金機構で障害認定がなされ、その等級に基づいて行われます。

（7）○

解説 精神保健福祉士は、精神保健福祉士法に規定される国家資格です。

（8）×

解説 精神保健福祉士は業務独占の資格ではありませんが、名称独占の資格です。

（9）○

解説 より高い水準の看護ケアを提供するため

に設けられている制度が専門看護師制度です。その特定分野には、精神看護のほか、がん看護や地域看護、老人看護、感染症看護などがあります。

（10）○

解説 精神科の医師や看護師、精神保健福祉士などの精神科領域のエキスパートらがチームを作り、協働して精神科医療にあたった場合には、診療報酬上の加算がなされます。

2

（1）2

解説 精神保健指定医は、厚生労働大臣が指定する特別な国家資格です。

（2）4

解説 認定試験はありませんが、厳しい条件と研修課程の修了が求められます。

（3）1

解説 地域によっては精神科病院で精神保健指定医が十分に確保できずに、精神科医療に重大な支障が出る場合もあります。そこで一定の要件を満たした特定病院であれば、精神保健指定医が不在で緊急やむを得ない場合に、規定の条件を満たした特定医師の診察によって、12時間を限度とする任意入院患者の退院制限や医療保護入院あるいは応急入院を可能にする特例措置が設けられています。

（4）4

解説 精神保健指定医は、精神障害者保健福祉手帳の取得に必要な医学的診断は行いますが、交付は都道府県知事や指定都市の市長が行います。

第6回　看護師のストレスマネジメント

1

（1）○

解説 ストレス反応は、不安や抑うつ症状、意欲の低下といった心理的症状のほか、頭痛や腹痛、下痢、嘔吐、睡眠障害などの身体的症状、そして過剰な飲酒や遅刻・欠勤、性的逸脱行為（盗撮や痴漢など）といった行動上の変化などとして現れます。

（2）○

解説 感情労働とは、自分自身の感情を相手や状況に合わせてコントロールすることで報酬を得る仕事をいいます。おもに身体を使う肉体労働、頭脳を使う頭脳労働に対し、感情を対価とすることから感情労働とよばれます。例えば患者に共感するようにうれしさやよろこびの感情を表に出したり、反対

に悲しいという感情を抑制するようなことも求められる看護職も感情労働の一つといえます。感情労働で生じるストレスは大きく、心理面の不調が生じ、燃え尽き症候群（バーンアウト）に陥りやすくなります。

（3）○

解説 対人関係のストレスや過剰な感情の抑制などが原因となるため、休息や休職、あるいは配置変換などが必要となります。

（4）×

解説 燃え尽き症候群からうつ病を発症したり、うつ病から燃え尽き症候群になるなど、双方は関連性が高いとされます。燃え尽き症候群の治療には、抗うつ病薬を用いることもあります。

（5）○

解説 ストレスに対する対処法（コーピング）を講じることとは、燃え尽き症候群などの予防に有効といえます。

（6）○

解説 思い描いていた理想と、実際の職場等での現実とのギャップで受ける衝撃をリアリティショックといいます。

（7）○

解説 「命を救いたい」「誰かの役に立ちたい」という高い理想の一方で、現場についていけない自分への失望や、患者の死などのつらい出来事、日々の激務などから、新人看護師はリアリティショックに陥りやすいといえます。

（8）○

解説 患者に共感することで、自分の感情を無理に引き出したり、抑制することもあるため、心身の疲労につながることもあります。

（9）×

解説 顧客（患者）や同僚に対し、思いやりのない態度や行動をとってしまう状態を脱人格化といいます。燃え尽き症候群により自分の感情を使い果たしたような状態になると、感情の変化を抑えるために脱人格化により自分の情緒を守るようになることがあります。

（10）×

解説 アサーションとは意思表明ともいえる言葉で、コミュニケーションスキルの一つです。相手の意見や主張を尊重しつつも、「人は誰でも自分の意思や要求を表明する権利がある」との立場に基づき、自分の意見を主張することをいいます。

2

（1）1

解説 感情労働という言葉を提唱したのはアメリカの社会学者のホックシールドです。生身の人間を相手にして自分の感情を強くコントロールし、感情を商品として提供するような労働、職業を指します。看護師を含めた医療職のほか、客室乗務員、教師、クレーム処理のオペレーター、さまざまな接客業などが感情労働の代表的な職業とされます。

（2）3

解説 燃え尽き症候群の診断の尺度に、情緒的消耗感、脱人格化、個人的達成感の後退という3つの症状があります。観念奔逸（かんねんほんいつ）は躁（そう）状態でみられる症状です。

（3）4

解説 バーンアウト（燃え尽き症候群）は、真面目で几帳面な性格、努力家、完璧主義、理想を追い求める人などに起こりやすい傾向があります。

（4）1

解説 陰性感情とは、マイナス面に働く否定的な感情で、苦手意識や嫌悪感ともいえます。

My Note

解答・解説

第7回　入院形態

1

（1）○

解説 ときに本人の同意に基づかない入院をさせることもあり人権に関わるため、入院形態は精神保健福祉法により厳しく規定されています。

（2）×

解説 任意入院者の場合、本人が希望すればいつでも退院が可能です。しかし精神保健指定医が入院継続を要すると判断した場合には、72時間を限度に退院を制限することができます。

（3）○

解説 患者本人が自ら同意して行う入院が任意入院です。精神障害の症状があり、本人が治療の必要性を理解し、医師の診察を受けて合意が得られれば入院となります。特に精神保健指定医の診察は必須ではありません。

（4）×

解説 任意入院の場合は原則として開放病棟への入院ですが、本人の希望や治療上必要な場合には閉鎖病棟に入院することもあります。ただし、治療上の必要性から閉鎖病棟に入院する場合、書面での告知と同意が必要となります。

（5）×

解説 望ましいことではありませんが、特に入院期間の上限はありません。ただし、長期入院により入院から1年を経過した時とその後2年ごとに入院継続の同意書に署名することになっています。

（6）×

解説 措置入院には本人の同意は必要ありません。

（7）×

解説 措置入院の解除に必要なのは都道府県知事の許可です。

（8）○

解説 精神医療審査会は、精神障害者の人権擁護を目的として設置されている機関で、精神保健福祉法の第12条に基づき、各都道府県に設置が義務付けられています。退院請求や不服の申し立て、処遇改善要求などがあった場合に、その必要性や妥当性などを審査します。

（9）○

解説 措置入院および緊急措置入院は、本人や家族の同意を得られなくても行うことができます。

（10）○

解説 直ちに入院させなければ自傷他害のおそれが著しい精神障害者が緊急措置入院の対象です。

2

（1）1

解説 措置入院には精神保健指定医2名以上の診察結果の一致が求められますが、緊急措置入院の場合は、精神保健指定医1名の診察で、72時間を限度に入院させることができます。

（2）1

解説 医療保護入院は本人の同意がなくても家族等の同意を要件として行うことが可能です。ただし2023年より、虐待を行った家族には同意を求めることはできなくなりました。自傷他害のおそれはないが入院が必要であり、かつ本人の同意が得られない場合に適用されます。精神保健指定医と合わせ、特定医師も入院の要否を判断できますが、特定医師の場合は入院期間が12時間までとなります。2022年に精神保健福祉法が改正され、医療保護入院の入院期間に最長6ヶ月の上限（入院から6ヶ月までの間は3ヶ月）が設けられました。

（3）4

解説 一刻も早く措置入院させる必要がある場合に適用されるのが緊急措置入院です。

（4）3

解説 入院が必要とされる精神障害者で、任意入院ができず、また家族等の同意を得る間もないほどの緊急であったり、家族等の所在が不明といった

9

場合などに認められているのが応急入院です。精神保健指定医1名の診察により72時間を限度に認められます。ただし応急入院の判断を特定医師が行う場合、入院期間の上限は12時間とされます。入院は都道府県知事の指定する精神科病院（応急入院指定病院）に限られます。

第8回　精神病床の入院と看護

(1) ×
解説　精神科への入院は、任意入院と医療保護入院がほとんどを占めます。2022年のデータでは、措置入院は1％以下です。

(2) ○
解説　精神保健福祉法第36条2項において、例え行動制限のある精神科の患者でも制限してはならないものが定められています。その一つが信書の発受（出すまたは受け取る）です。信書とは、「特定の受取人に対し、差出人の意思を表示し、又は事実を通知する文書」をいい、請求書や契約書、証明書、招待状などです。

(3) ×
解説　患者の代理人である弁護士との面会や電話も制限されません。

(4) ×
解説　病棟の出入り口が施錠され、自由な出入りが制限されている病棟を閉鎖病棟といいます。

(5) ×
解説　精神保健福祉法に基づく厚労省の告示によって、患者が自由に使用できるよう、閉鎖病棟内にも公衆電話等を設置するものとされています。また、都道府県精神保健福祉主管部局や地方法務局人権擁護主管部局等の電話番号を、見やすいところに掲げる等の措置も定められています。

(6) ○
解説　医原病とは、治療のために行った医療行為が引き金となって起きてしまう疾患のことをいいます。長期の入院生活によって意欲低下や感情の平坦化、人格変化などがみられる状態である施設病も医原病の一つといえます。

(7) ○
解説　長期入院により感情の起伏が乏しくなったり、性格が変化したり、退院する意欲すらなくなってくるのが施設病（ホスピタリズム）です。

(8) ○
解説　地域の人々と交流をすることで、地域になじみやすくなり、退院して社会復帰、社会参加がしやすくなるといえます。

(9) ○
解説　他者への暴力行為や自傷行為がある場合に、周囲の人々の安全を確保したり、刺激を避けて落ち着かせる、といった目的で使用されるのが保護室です。一方、長期で使用すると強いストレスになったり、精神障害の悪化などを引き起こすこともあるため、できるだけ短期間での使用が望ましいとされます。

(10) ×
解説　患者の状態にもよりますが、自殺の予防など本人の安全を確認するためにも、15〜30分程度の間隔で定期的に訪室するようにします。

2

(1) 4
解説　身体の自由を奪われる身体的拘束は、のちに心的外傷（トラウマ）体験となる恐れがあります。そのリスクを十分に考慮し、支援を行う必要があります。

(2) 1
解説　経済的な自立も大切ですが、まずは社会に復帰し、地域に適応して生活できることが優先されます。そのためには、地域に精神疾患の理解を求めるための啓発活動も必要となります。そしてリハビリテーションは、陽性症状が落ち着いたらなるべ

く早期に開始するのが適切です。

（3） 4

解説 心理的に参加をためらう患者や参加がストレスになる患者もいます。そのため参加は自由であると伝えるのが望ましいといえます。また患者自身が参加したくなるよう、そして楽しめるように、患者らと話し合いながら企画を進めるのが望ましいといえます。

（4） 2

解説 まずは不安の原因が何かを把握すること

が問題解決につながります。このように問題の解決を最優先する対処法を問題焦点（中心）型のストレスコーピングといいます。1のように感情をコントロールして症状を軽減させるのは情動焦点型のストレスコーピング、家族や友人、公的機関など周囲に協力を求める対処法は社会的支援探索型コーピング、そして気晴らしなどによってストレスを発散して症状を抑えるのはストレス解消型のストレスコーピングとよばれます。

第9回　行動制限と人権擁護

1

（1） ○

解説 隔離や身体的拘束などの行動制限を行う場合、スタッフや他の患者、そして本人の安全のためにも原則的に2人以上で対応します。

（2） ○

解説 隔離を行っている間、医師は原則として少なくとも毎日1回は診察するように決められています。また身体拘束をしている場合には、頻回に診察するように決められています。

（3） ×

解説 12時間以上の隔離は精神保健指定医が必要であると認めない場合には行うことはできません。12時間を超えない隔離は精神保健指定医の判断を必要とはしませんが、その場合も判断は医師が行わなければなりません。ただし、患者のケアのために隔離を一時的に中断するのは看護師の判断で可能です。

（4） ×

解説 解除する時ではなく、隔離をしようとする際にその理由をきちんと説明しなければなりません。

（5） ○

解説 隔離を行う時は、隔離を行うこととその理由、さらに隔離を開始した日時と解除した日時を診療録に記載しなければなりません。身体的拘束も

同様です。

（6） ×

解説 精神保健福祉法第37条第1項の規定に基づいた「厚生労働大臣が定める基準」の中で「隔離を行っている閉鎖的環境の部屋に更に患者を入室させることはあってはならないものとする」と明記されています。

（7） ×

解説 隔離同様、精神科における身体的拘束は精神保健指定医の判断により行われます。

（8） ○

解説 患者の身体的安全と人権への配慮から、身体的拘束を行う目的のために特別に配慮して作られた衣類または綿入り帯等を使用するものとされています。手錠や紐、縄などは使用できません。

（9） ×

解説 身体的拘束や隔離は、患者の安全や生命保護を目的として行われるものであり、制裁や懲罰、あるいは見せしめのために行ってはならないと規定されています。

（10） ×

解説 刃物などの危険物や薬物等の同封が疑われる場合は、異物の受け渡しを制限することができます。ただしその場合でも必ず先に患者に開封してもらう必要があります。

2

（1）1

解説 原則的に任意入院患者は開放処遇（夜間を除いて病院の出入りを自由にできること）を受けるものとされています。ただし、患者の症状からみて開放処遇の制限が必要である、と医師が判断する場合には制限が行われます。しかしその場合でも、制裁や懲罰、見せしめのために行われるようなことは禁じられています。

（2）3

解説 身体的拘束が認められる3原則は、切迫性（緊急であること）、一時性（一時的な拘束であること）、そして非代替性（ほかに方法がないこと）の3つです。

（3）4

解説 身体的拘束をした場合には1時間に4回以上（15分に1回以上）の訪室が必要です。また拘束時も食事や水分摂取、排泄、清潔の保持、環境整備などは行わなければなりません。また手紙の受け渡しなどの制限はできません。

（4）3

解説 精神保健福祉法（第38条の4）に基づき、患者やその家族は都道府県知事に対して退院させることを命じることを請求できます。

第10回　精神障害と安全管理

1

（1）×

解説 自殺を考えるだけでなく、実際に自殺行為に及ぶことを自殺企図とよびます。自殺が未遂に終わっても自殺企図を繰り返すことで死に至るケースが多いことが分かっています。そのため精神障害者の持ち物や言動には特に注意する必要があります。

（2）○

解説 うつ病の患者は、特にその回復期に自殺をとげてしまう危険性が高くなるとされています。

（3）×

解説 精神科においても暴力による事故、事件は起こることがありますが、それは精神科に限ったことではありません。

（4）○

解説 療養環境は患者の心理状態に大きく影響します。それが誘因となり暴力に発展することもあります。

（5）○

解説 暴力の現場という衝撃的な状況を目の当たりにすることでストレスを受け、心的外傷の被害者になることもあります。

（6）○

解説 暴力の発生予防や暴力が発生した場合の対処法などは、組織的に整備し、スタッフで共有しておくことが重要です。

（7）×

解説 正面に立つと敵対心をあおり、相手の興奮が増します。少し距離を保ちつつ真正面に立つのを避け、斜め45度くらいの位置で対応するのがよいとされています。

（8）○

解説 相手の感情や行動を察知できるよう、完全に目をそらさずにアイコンタクトを保ちつつ、にらみつけるように凝視することは避けます。

（9）×

解説 攻撃性が高まっている場合には不意に近づいたり、不用意に身体に触れる行為などは相手を刺激するため、適切ではありません。

（10）○

解説 相手が興奮しているときは、努めて穏やかに、低い声で静かに話すのが適切です。

解答・解説

❷

（1）4

解説 問題文中の患者は自殺のリスクが高いといえます。ベルトは首を絞めるために用いることも考えられるため、選択肢の中では最も注意が必要といえます。

（2）1

解説 問題文の段階では、まず最も注意すべきは再び自殺企図を繰り返すことです。それを予防するために、まずは自殺に使われるような危険な持ち物がないか、一緒に確認します。

（3）1

解説 死にたいと考える希死念慮の状態から、

自殺の日を決めたり、具体的な方法を考えてそのための物品を用意するなど、実際に準備を始める段階に入ると、自殺企図に至る可能性が非常に高まっているといえます。

（4）2

解説 「心神喪失等の状態で重大な他害行為を行った者の医療及び観察等に関する法律」は、医療観察法ともよばれます。心神喪失又は心神耗弱の状態（精神障害のために善悪の区別がつかないなど、刑事責任を問えない状態）において、重大な他害行為（殺人、放火、強盗、不同意性交等、不同意わいせつ、傷害）を行った人に対して、適切な医療を提供し、社会復帰を促進することを目的とします。

第11回　リカバリと看護

❶

（1）×

解説 精神科医療におけるリカバリ（回復）とは、病気が治癒することではなく、病気や障害をもちながらもそれを受け入れ、再び自分らしく生き生きとした生活を取り戻すことをいいます。

（2）×

解説 医療者も含めて周囲の協力や理解も必要ですが、リカバリはあくまでも自分自身が主体的に起こすものです。

（3）×

解説 薬物療法などの治療が主体になるのではなく、病気を受け入れて心が回復していくのがリカバリです。

（4）○

解説 病気を理解し、それを受け入れていくことで、絶望感や怒りなどから解放されて再び生き生きとした自分を取り戻すことにつながります。

（5）○

解説 リカバリは患者が主体的に起こすもので、その手助けをするのが医療者の役割です。

（6）×

解説 リカバリの達成には、本人だけでなく、周囲の人々の理解や支援も重要です。

（7）×

解説 ストレングスとは、その人のもつ強みを表します。一般的に体力や筋力などの身体的機能が低下する高齢者の場合、長い経験に基づく知恵や知識などがその強みになると考えられます。

（8）○

解説 知識や体力、得意なことだけでなく、信頼できる人の存在、頼れる人の存在などもその人のもつ強みであるといえます。

（9）○

解説 レジリエンスは困難な状況から立ち直る力を意味します。困難を跳ね返し、肯定的な未来を想うことはレジリエンスを高めます。

（10）×

解説 病気や障害、災害といった困難により逆境に陥った場合でも、その状況に適応し成長に変える力がレジリエンスです。同じ経験をしている人などが話し合い、交流を深める集団精神療法はレジリエンスを高めるといえます。

2

(1) 2

解説 患者のストレングス（強み）に着目することで、逆境から立ち直り再び生き生きとした生活を取り戻していくことができます。目標に向かって立ち直る過程は、決して直線的に進むわけではありません。

(2) 4

解説 症状の再発といった困難な状況こそリカバリは起こすことができます。

(3) 2

解説 エンパワメントは、権限移譲（いじょう）や能力強化などとも訳される言葉で、その人の権限や力を最大限に引き出せるようにすることで、自立を促したり、より高い能力を引き出します。医療現場においても、障害者や高齢者といった社会的弱者とよばれる人に対してエンパワメントのアプローチが重要とされます。

(4) 3

解説 回復力や抵抗力などと訳されるのがレジリエンスです。

第12回　精神障害の予防

1

(1) ×

解説 一次予防とは、生活習慣や生活環境の改善、健康教育などによって健康増進を図り、病気の発生自体を予防することをいいます。

(2) ○

解説 広く地域住民に対して開かれる健康セミナーなどが一次予防とされます。

(3) ×

解説 回復期や回復後において、病気の再発を予防したり、社会復帰の支援をする活動などは三次予防とよばれます。

(4) ×

解説 住民同士がつながり、交流をもち支え合うことは、一次予防や二次予防につながります。

(5) ○

解説 患者会への参加はアルコール依存症からの脱却や再発予防のために有効な三次予防です。

(6) ○

解説 早期発見、早期治療により病気の進行や重症化を防ぐ活動が二次予防です。

(7) ○

解説 病気にならないような知識を広める啓発活動は一次予防です。

(8) ○

解説 災害時の精神的支援は、精神障害の発生を予防します。そのボランティアの育成は、予防と健康増進を目的とした一次予防といえます。

(9) ×

解説 アンチ・ステイグマ・キャンペーンとは、精神障害に対する偏見（へんけん）や差別をなくすために、正しい知識や行動を普及させるための啓発活動、すなわち一次予防です。

(10) ○

解説 希死念慮の確認は、つぎの自殺企図の早期発見につながるため、二次予防です。

2

(1) 2

解説 カプランはアメリカの精神科医で、精神保健における予防を一次予防、二次予防、三次予防の3つの段階に分類しました。

(2) 2

解説 1は社会復帰や復職を促すための三次予防、3と4は病気の早期発見・早期治療を目的とした二次予防です。

(3) 1

解説 1は不登校や引きこもりなどの問題を早期に発見、対処することで病気の発生を予防したり、

重症化を防ぐため、二次予防といえます。2と3は一次予防、4は三次予防です。

（4）3

解説 1はアルコール依存症の早期発見につな

がる二次予防、アルコール依存症を予防するための環境整備である2や、アルコール依存症に関する啓発活動である4は一次予防です。

第13回　精神障害と社会資源①

1

（1）×

解説 精神障害者保健福祉手帳を交付するのは、都道府県知事または、指定都市の市長です。

（2）×

解説 精神障害者保健福祉手帳は、一定程度の精神障害の状態にあることを認定するもので、長期にわたり日常生活または社会生活への制約のある者が対象とされます。永続的な障害をもつ人に限定されるわけではありません。

（3）×

解説 知的障害と判定された人には、療育手帳が交付され、障害者総合支援法に基づく障害福祉サービスや各自治体、民間事業者等が提供するサービスを受けることができます。

（4）○

解説 2006年（平成18年）からは、精神障害者保健福祉手帳には本人の写真を貼付することになりました。写真貼付がない場合は、サービスを受けられないことがあります。

（5）○

解説 精神障害者保健福祉手帳が交付されると、住民税の控除を受けることができます。

（6）○

解説 精神障害者保健福祉手帳により、住民税控除のほか、所得税や相続税の控除、贈与税や自動車税の減免などを受けることができます。

（7）○

解説 自立支援医療は、障害者の心身障害の状態の軽減を図り、自立した日常生活を営むために必要な支援を行う制度で、精神障害者を対象とする精

神通院医療のほか、身体障害者を対象とする更生医療、障害をもつ18歳未満の児童を対象とする育成医療があります。精神通院医療の根拠となる法律は、精神保健福祉法から障害者自立支援法を経て、現在は障害者総合支援法になっています。

（8）○

解説 原則的に1割の自己負担で精神通院医療にかかる医療や訪問看護を受けることができます。ただし対象は、精神障害に関連する病態に対して入院せずに行われる医療に限られます。

（9）×

解説 障害者総合支援法に基づく就労支援サービスには、就労移行支援、就労継続支援（A型・B型）、就労定着支援があります。就労移行支援は一般就労を希望する障害者を対象に、知識やスキルのトレーニング、職場探しの支援などを行うサービスです。標準利用期間は原則24ヶ月（2年間）です。

（10）○

解説 一般就労した障害者が、就労先の労働環境や業務内容に順応して、長く働き続けられるように支援するサービスが就労定着支援です。利用期間の上限は3年間です。ただし、就職後6ヶ月までは就職前に利用していた事業所からの支援を受けることができるため、就労定着支援は就職後7ヶ月目から3年6ヶ月まで受けられることになります。

2

（1）1

解説 精神保健福祉センターは、精神保健福祉法に基づき、都道府県および指定都市に設置が義務付けられています。精神保健福祉相談のほか、保健所などの施設に対する技術指導や研修、組織づくり

15

の支援、精神保健福祉に関する普及・啓発活動、調査・研究などの役割をもちます。

（2）1

解説 退院後生活環境相談員は、医療保護入院や措置入院の患者の退院に向けた相談支援や退院後の居住の場の確保等の調整業務を行います。ゲートキーパーは、自殺の危険を示すサインに気づき、相談に乗るなどの適切な対応を図ることができる人をいいます。自殺総合対策大綱で示された重点施策の一つとしてゲートキーパーの養成が挙げられました。ピアサポーターは、自身も障害や病気の経験があり、その経験を活かして同じ境遇にある人をサポートする人のことをいいます。

（3）4

解説 住民税・所得税等の控除やNHK受信料の減免など、全国一律で受けられるものもあれば、鉄道やバス、タクシー、水道代といった地域や事業者によって異なる条件で受けられるものもあります。

（4）4

解説 自立訓練は自立した日常生活や社会生活を行うことができるように身体機能や生活能力の訓練を支援するものです。就労継続支援は一般企業での雇用は困難ですが、適切なフォローがあれば就労可能な障害者を対象に行われます。雇用契約が結ばれ、最低賃金も保障されるA型（雇用型）に対し、B型（非雇用型）は雇用契約を結ばないタイプで、訓練の意味合いも強い支援形態です。

第14回　精神障害と社会資源②

（1）○

解説 自身も病気や障害の経験があり、その経験を活かして同じ境遇にある仲間（ピア）をサポートする人のことをピアサポーターといいます。公的な資格ではありませんが、さまざまな場所で養成講座や研修が開かれ、資格認定が行われています。

（2）✕

解説 ときに訪問活動なども行いますが、専門家の同行は必須ではありません。

（3）✕

解説 同じ障害の経験をもつ人同士が集まり、障害を乗り越えるために支え合うグループを自助グループといい、アルコール依存症者による断酒会やAA（アルコーリクス・アノニマス）などがあります。そこでは、他人の体験を聞いたり、自分の経験を語ることで、自分の本心と向き合い、反省しながらアルコール依存からの回復を目指します。

（4）○

解説 断酒会では、参加者が自身の実名を名乗るのが原則です。実名を名乗り、実体験を話すことで、自分と向き合うことができます。

（5）✕

解説 1935年にアメリカでアルコール依存症の

男性2人が、お互いの飲酒経験を語り合ったことから活動が始まったとされるのがAA（アルコーリクス・アノニマス）です。AAでは、聞きっぱなし、言いっぱなしが基本の参加者同士のミーティングが行われますが、実名である必要はなくニックネームを用いて話し合うのが断酒会とは異なる点です。回復プログラムとして、12のステップが提示されています。

（6）○

解説 障害者を持つ家族同士で構成され、悩みや体験などを共有して助け合うための集まりが家族会です。精神保健福祉分野では、精神保健福祉社会連合会（みんなねっと）がその代表です。

（7）○

解説 相互支援（支え合う）と学習（学び合う）、そして社会的運動の3つが家族会活動の柱です。

（8）✕

解説 ナルコティクス・アノニマス（NA）は、薬物依存症の自助グループです。ギャンブル依存症の自助グループとして、ギャンブラーズ・アノニマス（GA）があります。

（9）○

解説 適切なプログラムを用い、薬物依存から

の脱却を目指すのが DARC（ダルク）です。

(10) ○

解説 精神保健福祉士は、精神保健福祉士法に基づく名称独占の国家資格です。

2

(1) 2

解説 飲酒した場合に退会しなければならない、ということはありません。飲酒をしてしまったことを話し合い、再び回復に向けて活動していくのが適切です。

(2) 4

解説 リーダーは治療が必要な当事者の中から選ばれます。参加者は同じ問題を抱える個人の集団です。そして当事者の家族もメンバーに含まれます。

(3) 4

解説 AAの参加には会費や参加費は必要ありません。

(4) 3

解説 精神障害者の家族会である精神保健福祉会連合会（みんなねっと）の活動に参加するためには年会費が必要となります。会費は啓発活動や国への提言を行う活動などに使われます。

第15回　精神保健福祉法

1

(1) ○

解説 1987年に交付、翌年施行された精神保健法が1995年に改正され成立したのが精神保健福祉法（精神保健及び精神障害者福祉に関する法律）です。精神障害者の医療に加え、障害者の社会経済活動への参加が強調されました。

(2) ✕

解説 精神障害者の社会復帰施設の規定が初めて示されたのは精神保健法です。

(3) ✕

解説 精神障害者も身体障害者や知的障害者と同様に障害者であると法的に位置づけられたのは、1993年成立の障害者基本法によります。

(4) ✕

解説 精神保健福祉士の法的根拠は精神保健福祉士法です。

(5) ○

解説 入院患者からの退院請求や処遇改善請求の審査を行うのが精神医療審査会で、精神保健福祉法第12条に基づき設置されています。

(6) ✕

解説 精神保健指定医制度が導入されたのは、精神衛生法が改正され、精神保健法が成立した時です。

(7) ✕

解説 精神保健指定医は厚生労働大臣により指定されます。

(8) ✕

解説 自立支援医療の新設は、2006年の障害者自立支援法（現在は障害者総合支援法）の成立時です。

(9) ✕

解説 精神通院医療は、かつては精神保健福祉法による規定でしたが、現在は自立支援医療の一つとして障害者総合支援法により規定されています。

(10) ✕

解説 誤解を招いたり、差別的な表現にも捉えられていた精神分裂病が統合失調症に名称変更されたのは、1995年の精神保健福祉法成立時ではなく、だいぶ後です。日本精神神経学会等の働きにより、2002年に精神分裂病の呼称が統合失調症に改められました。さらに法律において正式に統合失調症の呼称が用いられるようになったのは、2005年の精神保健福祉法の改正時です。

看護学生のための5分間テスト　精神看護学レベルアップテスト40

2

(1) 3

解説　精神障害者の自立と社会参加を強調し、精神障害者福祉を大きく発展させました。

(2) 4

解説　1995年に精神保健法が精神保健福祉法に改正されたのと同時に手帳制度も導入されました。1〜3は、精神保健法の成立による成果です。

(3) 2

解説　2013年の改正までは、保護者制度により精神障害者の生活や治療は保護者（おもに家族）の義務とされていました。保護者の責任や負担軽減のために保護者制度が廃止されました。

(4) 1

解説　精神保健福祉センターの設置が義務付けられたのは1999年の改正時です。

第16回　精神保健医療福祉の施策と現状

1

(1) ○

解説　2004年に厚生労働省から出された、精神疾患や精神障害者への正しい理解を促進するための提言が「こころのバリアフリー宣言」です。

(2) ×

解説　高齢者の社会的孤立の予防も重要な目標ですが、精神障害者への理解を深めるための施策であるこころのバリアフリー宣言には含まれません。

(3) ×

解説　精神保健福祉センターは、精神保健福祉法により各都道府県と政令指定都市に設置が義務付けられています。

(4) ×

解説　通院医療費の給付は、自立支援医療（精神通院医療）制度により行われます。

(5) ×

解説　厚生労働省が示している5疾病とは、がん、脳卒中、急性心筋梗塞、糖尿病、そして精神疾患を加えた5つです。

(6) ×

解説　入院患者が最も多いのは統合失調症です。

(7) ×

解説　精神病床数は少しずつ減少傾向ではありますが、令和2年で約32万5千床で、人口当たりの病床数もOECD（経済協力開発機構）加盟国の水準を大きく上回っています。

(8) ○

解説　病床数が多い一方、国際的にみて在院日数は非常に長い傾向があります。

(9) ○

解説　2022年（令和4年）のデータから過去15年程度を比較してみると、入院患者数は約34.5万人から30.2万人と減少傾向ですが、一方で外来患者数は約223.9万人から389.1万人と非常に多くなっています。精神疾患が増えていることもありますが、精神疾患への理解が進み、医療機関への受診のハードルが下がり、来院しやすくなったともいえます。

(10) ×

解説　外来患者の大幅な増加に対し、入院患者数は減少傾向ですが、認知症高齢者の増加などもあり、著しい減少とはいえません。

2

(1) 4

解説　老若男女問わず、すべての国民に対して精神疾患や精神障害者への正しい理解を促すために示された指針がこころのバリアフリー宣言です。

(2) 1

解説　こころのバリアフリー宣言では、8つの柱が示されました。それは精神疾患への関心、精神疾患の予防、心の不調への気づき、正しい対応、正

18

しい知識による精神疾患の**肯定**、病気を受け入れる**受容**、多くの人との**出会い**、そして共生社会への**参画**の８つです。

（３）３

解説 「**入院医療中心から地域生活中心へ**」というその基本的な方策を推し進めていくため、国民の意識改革や精神保健医療福祉体系の再編と基盤強化を今後10年間で進めるために、2004年に厚生労働省から示された指針が**精神保健医療福祉の改革ビジョン**です。

（４）４

解説 精神保健医療福祉の改革ビジョンでは、**精神医療体系の再編を課題**としました。具体策として精神病床を**急性期**、**社会復帰リハビリ**、**重度療養**等に診療報酬上区分して入院患者の病状に応じた医療体制を整備したり、精神保健福祉法に基づいて都道府県に保健医療福祉サービスの整備目標等を定めた**長期計画の策定**を義務付けることなどを行いました。

第17回　現代社会が抱える問題

①

（１）×

解説 一般的に**DV**とも訳される、家庭内、同居者間での暴力や攻撃的行動を**ドメスティックバイオレンス**といいます。**身体的暴力だけではなく**、暴言や心理的暴力、育児放棄や介護放棄、金銭の使い込みや渡さないといった経済的暴力など、さまざまなものがあります。

（２）○

解説 **配偶者暴力防止法**（配偶者からの暴力の防止及び被害者の保護等に関する法律）における配偶者には、婚姻の届出をしている配偶者のほか、**事実上婚姻関係と同様の事情にある者も含まれます**。

（３）○

解説 **同居・別居も問いません**。さらに男性から女性への暴力だけでなく、**反対の場合も対象**となります。

（４）×

解説 ひきこもりは、学校や仕事に行かずにおおむね自宅に留まり、家族以外との親密な対人関係がない状態が**６ヶ月以上続いている状態**を指します。

（５）○

解説 **児童相談所**は、子どもの権利を守るための相談・援助をおこなう機関です。その業務の一つに、子育てや子どもの健康、発達、非行、不登校と

いった悩みに対する**相談や支援業務**があります。

（６）○

解説 2022年（令和４年）のデータでは、男女の構成割合は男性が67.4％、女性が32.6％で、**男性は女性の約２倍**となっています。また最も自殺者の割合が多い年齢階級は**50 〜 59歳**です。

（７）×

解説 2000年ごろから10年近くは３万人を上回る自殺者数でしたが、**その後は減少傾向**にありました。近年は横ばい、あるいは微増程度ですが、それでも**毎年２万人以上の自殺者**がいます。

（８）×

解説 **自殺総合対策大綱**において、重点施策の一つとして**ゲートキーパーの養成**を掲げています。

（９）○

解説 自殺対策基本法第７条において、**自殺予防週間**（９月10日〜 16日）および、**自殺対策強化月間**（３月）を設けることが定められています。

（10）○

解説 自殺対策基本法の第13条では、都道府県に対し、それぞれの区域内における**自殺対策についての計画の策定を義務付けています**。そして各都道府県の策定した計画に基づき、市町村がそれぞれに地域に適した計画を策定することも義務付けられています。

看護学生のための5分間テスト　精神看護学レベルアップテスト40

2

（1）4

解説　労働施策総合推進法は通称パワハラ防止法とよばれます。大企業には2020年から適用され、2022年からは中小企業に対しても適用されるようになりました。

（2）2

解説　十分な時間働いているにも関わらずそれに見合う収入を得ることができず（年収で200万円以下が一般的な目安）、貧困状態にある人たちをワーキングプアとよびます。

（3）1

解説　文部科学省の調査によれば、小中学生の不登校の原因で最も多いのは無気力・不安です。そのほか親子の関わり方や生活リズムの乱れ、あそび、非行などが多くなっています。

（4）1

解説　高齢者の自殺への対策も重要ですが、令和4年の重点施策には含まれていません。

第18回　災害と心のケア

1

（1）×

解説　被災地での高度な精神医療・保健活動を実施するため、専門的な研修・訓練を受けた災害派遣精神医療チームを通称DPAT（Disaster Psychiatric Assistance Team）といいます。都道府県によって組織され、活動します。

（2）〇

解説　被災地域の精神保健医療ニーズを把握し、地域の精神医療機関や保健医療体制と連携のうえ、専門性の高い精神科医療の提供と精神保健活動を行います。

（3）×

解説　被災地の負担にならないよう、活動は自立が基本です。食事や宿泊、移動なども含め、自分たちで準備して活動します。

（4）×

解説　先遣隊は発災後おおむね48時間以内に組織され、派遣されることになっています。

（5）×

解説　DPATを構成する医師は精神保健指定医でなくても構いませんが、精神保健指定医が望ましいとされています。一方で、先遣隊を構成する医師は、精神保健指定医でなければならないとされています。

（6）〇

解説　生き残った人が抱きやすい感情に、「自分だけ助かって申し訳ない」「助けてあげられなかった」といった罪悪感があります。

（7）×

解説　以前は詳細に話すことで立ち直りにつながるといった考えもありましたが、現在は推奨されていません。被災者と話をするときは、怒りや悲しみの感情を否定せずまずは受け止める、被災者のペースで話せるように配慮する、安易に励まさない、といった点がポイントとなります。

（8）〇

解説　被災直後から1ヶ月以内にみられるストレス反応が急性ストレス障害（ASD）です。1ヶ月経過しても治まらず、症状が持続している状態だと心的外傷後ストレス障害（PTSD）とされます。

（9）×

解説　子どもは大人以上に強いストレスを感じやすいといえます。

（10）〇

解説　被災現場の惨状を目の当たりにしたり、被災者の怒りや悲しみに直接触れることで、自分自身が災害を受けたような気持になったり、自分の無力さ、罪悪感などを覚えてしまうことも少なくありません。

2

（1）2

解説 ALSは高度な救命処置である二次救命処置、AEDは体外式除細動器を意味します。PTSDは被災後1ヶ月経過後もみられる心的外傷後ストレス障害です。

（2）1

解説 名札は個人情報の観点からも適切ではありません。不眠は急性ストレス障害などの症状でもあるため、注意深く観察し、改善できるように対処します。安全や安心のためにも、災害の状況や救援情報などを正確に伝えることは重要です。

（3）2

解説 退行もストレスによる防衛機制としてみられる反応ですが、災害後の成人では起こりにくいといえます。

（4）4

解説 まずは被災者の言葉、気持ちを否定せずにそのまま受け止めることが最も重要といえます。

第19回　精神医療の歴史

1

（1）×

解説 科学が発達していない時代、精神病を含む病気は呪術などの類と考えられていました。それを変えたのがヒポクラテスといわれています。ヒポクラテスは古代ギリシャの医師で、病気を科学的な現象ととらえ医学を発展させました。そのため医学の父ともよばれます。

（2）○

解説 中世のヨーロッパで行われた、国家とキリスト教会による、異端の過剰なまでの迫害を魔女狩りといいます。感染症などの病や災害なども異端＝魔女のせいにし、厳しい取り締まりや処刑が行われました。その魔女には、精神病者などの社会的弱者も含まれました。

（3）○

解説 古代の日本でも病気は呪いの類ととらえられ、とくに精神病は妖怪や鬼にとりつかれた者であると考えられました。そのため治療には、僧侶や陰陽師らによる祈祷などが行われていました。

（4）×

解説 平安時代、京都岩倉の地には大雲寺という寺があり、心を病んだ人びとが、邪気を追い払うため加持祈祷を受けに訪れたとされます。やがて江戸時代になると、祈祷に訪れた人々を受け入れる農家などが現れ、療養所的な役割を果たしていくようになりました。かつてベルギーのゲールでは、魔女狩りという名の迫害に苦しむ精神病者を受け入れる家庭があり、それになぞらえて京都岩倉村は、日本のゲールともよばれました。

（5）×

解説 精神病者監護法は、わが国で初めて精神病者について規定した法律ですが、その実態は、警察の許可を得て精神病者を自宅に用意した専用の部屋に隔離すること（私宅監置）を認めるというものでした。つまり、精神病者がいる家はそれを警察に届け出て、家から出さずに管理を義務付けるという、精神病者を危険なものと決めつけ、人権を無視したものでした。私宅監置の禁止は、精神衛生法の制定まで待たれました。

（6）○

解説 精神病者監護法と精神病院法が廃止された後に制定されたのが精神衛生法でした。精神衛生法では、都道府県に精神科病院を設置するよう義務付けました。また精神障害者の入院や拘束などの判断を行う精神衛生鑑定医、すなわち現在の精神保健指定医の制度を新設するなど、海外の精神医療の取り組みなども取り入れて作られました。

（7）○

解説 わが国で初めて法定化された地域における精神障害者の相談機関が精神衛生相談所です。現在はその役割を精神保健福祉センターが担っています。

（8）✕

解説 精神衛生法は、わが国の精神医療体制を改善すべく、精神病者監護法と精神病院法に代わって制定された法律です。

（9）✕

解説 精神病院法は道府県ごとに精神科病院の設置を義務付けた法律でした。しかし実際には戦争のための軍備拡大を理由に予算が削減され、道府県立の精神科病院の設置は進まず、民間の精神病院などがその役割を担い、私宅監置も一向に減ることはありませんでした。

（10）✕

解説 措置入院制度や同意入院制度が導入（現在の医療保護入院）されたのは精神衛生法がきっかけです。

②

（1）3

解説 かつてベルギーのゲールには、病に効果があるといわれる聖遺物（聖人の遺品や遺骨など）を巡礼する目的で、多くの精神病者が訪れていました。魔女狩りの対象ともなっていた精神病者を住民らが受け入れ、治療や看護を提供したことから、ゲールは家庭看護のモデルとして世界中に影響を与えました。

（2）4

解説 アサイラムとは、中世ヨーロッパで造られた大規模な精神病者収容施設をいいます。しかし

その目的は人道的な治療や看護ではなく、精神病者や犯罪者、浮浪者、孤児などの社会的弱者の隔離であり、鎖でつながれるなど行動も大きく制限されていました。

（3）1

解説 1964年にアメリカ駐日大使が精神病患者と思われる少年に刺され重傷を負った事件がライシャワー事件です。この事件が精神障害者を野放しにしてはいけないという問題提起となり、精神衛生法改正のきっかけとなりました。改正により精神障害者の通院医療費の一部を公費負担にしたり、保健所の機能を強化するなど、地域における精神医療が強化されました。宇都宮病院事件は1984年に宇都宮病院で起きた看護職員らによる患者への傷害致死事件で、より人権に配慮した精神保健法成立のきっかけとなりました。相馬事件は、相馬藩主が自宅座敷牢に監禁されたことに端を発したお家騒動で、精神病者監護法成立のきっかけとなりました。相模原障害者施設殺傷事件は、2016年に神奈川県相模原市の知的障害者福祉施設で発生した大量殺人事件です。元職員の男に、入所していた多くの知的障害者が殺傷されました。

（4）2

解説 精神病者監護法に基づく私宅監置といった精神障害者の処遇を問題視していた精神科医の呉秀三は、精神病者の治療状況などの実態を調べ、処遇の改善を政府に求めました。それにより成立したのが精神病院法で、精神障害者の治療と看護を初めて法律で規定しました。

第20回　精神医療と人物①

①

（1）○

解説 ブロイラーはスイスの精神科医で、クレペリンが提唱した早発性痴呆をスキゾフレニア（精神分裂病）に改名し、疾患の概念を変えました。精神分裂病は後に統合失調症へと名称が変わりました。統合失調症の基本的な症状としてみられる連合弛緩（思考のまとまりのなさ）や両価性（同一の対

象に、相反する感情を同時に抱くこと）、感情障害（感情が平板化したり敏感になること）、自閉（自分の殻に閉じこもる）などもブロイラーにより示されました。

（2）✕

解説 うつ病患者や統合失調症患者などに行われる電気けいれん療法は、ツェルレッティとビニによって創始された治療法です。

（3）○

解説 自由連想法とは、あるキーワードについて、患者が思ったことや感じたことをそのまますべて話してもらうことで、患者の本心や潜在的な意識などを顕在化させる精神療法の一つです。そのほかにもフロイトは、エス・自我・超自我というこころの構造論や、無意識・前意識・意識の研究などでも知られます。

（4）×

解説 前頭葉の一部を切除することで不安や妄想の症状を取り除く外科的治療がロボトミーです。開発したポルトガルの医師であるモニスはノーベル賞を受賞しましたが、重篤な副作用や倫理的な批判からロボトミーは行われなくなりました。ザーケルが開発したのはインスリンの注射によって人為的に低血糖性昏睡を起こさせ、統合失調症の治療につなげるインスリンショック療法です。こちらも現在は行われていません。

（5）○

解説 サリヴァンはアメリカの精神科医で、精神疾患の症状や治療は対人関係の相互作用によって形成されるとした対人関係論を提唱しました。

（6）×

解説 「統合失調症はつらい現実から自己を守ろうとする決死の努力である」といい、患者の世界に寄り添い、入院治療よりも地域で生活すべきであると主張したイギリスの精神科医レインの主著が「引き裂かれた自己」です。ビアーズは、躁うつ病による自身の入院体験をもとに著書「わが魂に会うまで」を出版し、精神衛生運動を広めた人物です。

（7）×

解説 エンカウンターグループは、他者との出会いの場を提供し、交流を深めることで自分や他人への理解を深める集団精神療法で、ロジャーズにより開発されました。またロジャーズは、来談者の話を無条件に肯定し、共感することで治療へとつなげるクライアント（来談者）中心療法も創始しました。

（8）○

解説 患者の持つ強み（ストレングス）に注目し、それをさらに高めていくことでリカバリを目指す考え方をストレングスモデルといいます。

（9）○

解説 看護師として精神疾患患者の治療、看護にあたったシュヴィングは、献身的な愛情や忍耐、共感などを「母なるもの」として重視しました。

（10）×

解説 看護師が執筆した日本初の看護学書とされるのが新撰看護学で、清水耕一により出版されました。石橋ハヤは、呉秀三や清水耕一とともに精神病者の環境改善に努めた看護師です。

2

（1）2

解説 フランスの医師ピネルは、勤務していたパリのビセートル病院において、看護長のピュサンとともに精神病患者の拘束を解き、患者の人権への改革に取り組みました。

（2）2

解説 精神病者への人道的な治療や処遇改善を求め、イギリスのヨーク市にリトリート（療養所や避難所の意味）を開設したのがテュークでした。

（3）4

解説 精神病患者の処遇改善を求め、精神病院法成立のきっかけとなる運動を起こしたのが呉秀三です。院長を務めた東京府巣鴨病院（現在の東京都立松沢病院）でも清水耕一や石橋ハヤらとともに、患者の拘束を解き、保護室の使用も減らすなど、精神病患者の看護改革を行いました。

（4）1

解説 ドイツの精神科医であるクレペリンは、早発性痴呆（統合失調症）や躁うつ病（双極性障害）の分類などによって精神疾患を体系化しました。

My Note

第21回　精神医療と人物②

1

（1）○

解説 人が危機や困難な状況に陥ったときに示す心理的変化については、さまざまな理論家が危機モデルとして提唱しています。ほかにも危機を受け入れるまでの心理過程を5段階で示した**ションツ**や**コーン**、死にゆくひとの心理過程を5つの段階で示した**キュブラー・ロス**などがいます。

（2）○

解説 **フィンク**は、人が危機に陥った時は、**衝撃→防衛的退行→承認→適応**という4段階の経過をたどるとしました。

（3）○

解説 アメリカの精神科医である**カプラン**は、地域の精神保健活動を**一次予防、二次予防、三次予防**という3つの段階に分けて提唱しました。またカプランは、**危機（クライシス）**を「人生の重要な目標に向かうときに生じる緊張、障害に対し、習慣的な問題解決方法を用いてもそれを克服できないときに発生する状態である」定義づけし、**危機理論の基礎を構築**しました。

（4）×

解説 **アタッチメント（愛着）理論**を提唱したのはイギリスの精神科医である**ボウルビィ**です。

（5）○

解説 **グリージンガー**はドイツの精神科医で、**精神疾患を脳の器質的な病気**としてとらえて医学の対象とし、近代精神医学の基礎を築きました。

（6）×

解説 **シャルコー**はフランスの神経学者で、**催眠療法やヒステリーの研究**で知られます。フロイトはシャルコーの講義に感銘を受けて門下として学び、のちに精神分析学を確立しました。

（7）○

解説 **サリヴァン**は、精神疾患の患者や症状を理解するには、その**患者との人間関係の視点を重視**しなければならない、と主張しました。ペプロウやトラベルビーも、サリヴァンの**対人関係論**の影響を大きく受け、自らの研究に生かしました。

（8）×

解説 来談者（クライアント）中心療法を創始したのは**ロジャーズ**です。**ユング**はフロイトの影響を受け、無意識の研究を行いました。

（9）×

解説 死を受け入れるまでの心理過程を、**否認と隔離→怒り→取り引き→抑うつ→受容**という5つの段階で示したのは**キュブラー・ロス**です。**マズロー**は、人間の欲求を**生理的ニード、安全のニード、所属と愛のニード、承認のニード、自己実現のニード**という5つの階層に分けて示しました。

（10）○

解説 **セリエ**はカナダの生理学者で、**ストレス**と**ストレッサー**について定義し、さらにストレス反応の現れ方についても、**警告反応期、抵抗期、疲憊期（ひはいき）**の3つの経過があると述べました。

2

（1）3

解説 **アギュララ**は危機的状況を迎えてから回避するまでの過程を、**均衡状態のゆらぎ→不均衡状態→均衡回復へのニード、バランス保持要因の有無、危機回避（または危機の継続）**という5段階で示しました。危機を回避するためには、均衡を保つための要因、すなわちバランス保持要因が重要であるとしました。バランス保持要因には、**ストレスとなる出来事の知覚、社会的支持**（誰かに頼ること）、そして**対処機制**の3つがあり、どれか一つでも欠けていると危機に陥るとされます。

（2）1

解説 ストレス理論は**セリエ**、現存在分析は**ビンスワンガー**によって提唱されました。**オレム**はセルフケア理論を提唱した看護理論家です。

（3）1

解説 クリフォード・ビアーズの著書は世論に大きな影響を与え、アメリカにおける精神衛生運動のきっかけとなりました。精神病者を鎖から解放したピネルの元で学んだ精神科医がエスキロールで、精神病者の人権や人格を尊重した治療を勧めるべきというモラルトリートメント（モラル療法）の運動を展開した一人です。レインは「引き裂かれた自己」、

シュナイダーは統合失調症を診断するうえで重要な8つの症状（一級症状）を提唱したことで有名です。

（4）4

解説 サリヴァンの対人関係論の影響を受けたトラベルビーは、患者を個々の人間としてとらえ、信頼関係構築を重視し、看護に生かすことを提唱しました。

第22回　統合失調症

1

（1）○

解説 幻覚や妄想といった精神症状や意欲低下、感情鈍麻、認知機能低下などをおもな症状とする精神疾患が統合失調症です。自分の思考や感情、行動などがまとまらなくなる（統合できなくなる）ことから、統合失調症とよばれます。原因はさまざまですが、ストレスによる脳の機能の変化や遺伝、環境変化などが複雑に関係していると考えられています。

（2）×

解説 統合失調症の好発年齢は、思春期から30歳頃とされています。

（3）×

解説 統合失調症患者の男女比はほぼ同等です。発症率は1％程度で、およそ100人に1人が罹患するとされる、珍しくない精神疾患です。

（4）×

解説 本来は心の中にあるはずのないものが存在する、すなわち存在しないものが見えたり感じられたりする症状を陽性症状といい、幻覚や妄想などがあります。元々の自分ではありえないような言動が現れる思考の障害や行動の異常なども陽性症状です。

（5）○

解説 常同行動とは、周囲からすると意味や目的がわからないような同じ行動を繰り返す症状をいいます。統合失調症の陽性症状としてみられます。

（6）○

解説 ドイツの精神医学者であるシュナイダーが提唱した、統合失調症と診断するうえで重要とされる8つの自覚症状を一級症状といいます。その8つが、考想化声（自分の考えが他人の声として聞こえる）、話しかけと応答の形の幻聴、自己の行為を批評する形の幻聴、身体への影響体験（体が外部から影響を受けていると感じる）、思考奪取やそのほか思考への干渉、考想伝播（自分の考えが他人に伝わってしまう）、妄想知覚（知覚した現象に対する異様な意味づけ）、感情や意思の領域に現れる影響体験（させられ体験）です。

（7）×

解説 考想伝播とは、自分が頭の中で考えていることが他者に伝わってしまうと感じる症状をいいます。統合失調症の一級症状の一つです。

（8）×

解説 幻聴や幻視といった幻覚、妄想などの症状は患者にとっては実際に存在していることであり、混乱を避けるためにも安易に否定しないのが適切とされます。

（9）×

解説 オランザピンは非定型抗精神病薬で、統合失調症の第一選択薬であるほか、うつ病や双極性障害の治療薬としても用いられます。副作用として高血糖に注意する必要があります（糖尿病患者には禁忌）。ほかに統合失調症の治療に用いる非定型抗精神病薬としては、リスペリドンやアリピプラゾールなどがあります。定型抗精神病薬にはクロルプロ

25

マジンやハロペリドールなどがあります。

(10) ○

解説 オランザピンと同じ非定型抗精神病薬であるリスペリドンは、ドパミンだけでなくセロトニンにも拮抗します。ドパミンを過剰に遮断してしまうことを防ぐため、副作用軽減の効果があります。

2

(1) 1

解説 統合失調症では、神経興奮作用をもつドパミンが過剰に分泌されることで幻覚や妄想などの陽性症状を引き起こすと考えられています。

(2) 3

解説 存在するはずのないものをあると感じて起こる陽性症状に対し、本来あるはずのもの（機能）が失われる症状を陰性症状といいます。意欲の減退（無為）や自閉（自分の殻に閉じこもってしまう）、感情障害、集中力の低下などが陰性症状です。

(3) 4

解説 ブロイラーは、統合失調症の基本症状として、両価性（相反する感情が同時に存在する状態）、感情障害（感情鈍麻）、自閉、そして連合弛緩（思考にまとまりがなくなること）の4つを挙げました。

(4) 1

解説 急性期に多くみられる陽性症状に対し、陰性症状は統合失調症の慢性期や回復期で多くみられます。意欲が低下していることも多いため、具体的な活動や目標を提案することで支援するのが、社会復帰には最も適切といえます。ただし無理をすると再び症状が悪化することもあるため、患者に合った無理のない計画で進めるのがよいでしょう。

第23回　うつ病

(1) ○

解説 セロトニンはドパミン（喜び、快楽などに関与）やノルアドレナリン（恐怖、驚きなどに関与）などの神経伝達物質をコントロールし、精神を安定させる作用があります。そのためセロトニンの機能低下はうつ病を引き起こすと考えられています。

(2) ×

解説 うつ病では、ドパミンやセロトニンなどの分泌や作用が低下します。そのためセロトニンやドパミン機能を高める作用をもつ治療薬が用いられます。

(3) ×

解説 女性は男性の2倍程度、うつ病に罹患しやすいことがわかっています。

(4) ×

解説 うつ病の平均発症年齢は20代で、10代後半から30代が多いとされています。ただし、40代以降や老年期になって発症することも少なくありません。

(5) ○

解説 うつ病の症状である抑うつ気分は日内変動があり、一般的に朝に強く現れ、夕方にかけて症状が軽くなる傾向があります。

(6) ×

解説 うつ病では統合失調症でみられるような幻聴などの陽性症状はあまりみられず、意欲の低下といった陰性症状が目立ちます。

(7) ○

解説 うつ病では、自分を無価値であると過小評価する微小妄想がみられます。微小妄想には、いろいろなことを自分のせいだと思い込む罪業妄想、自分は貧困であると思い込む貧困妄想、少しの体調変化でも病気であると思い込む心気妄想があります。

(8) ○

解説 うつ病では精神症状のほかに、睡眠障害

解答・解説

や食欲不振、下痢や便秘などの消化器症状、生理不順といった多くの身体症状もみられます。

（9） ×

解説 何か行動せずにいられなくなるのが行為心迫です。躁状態でみられる症状です。

（10） ×

解説 抑うつ症状が2年以上続くと持続性抑うつ障害（気分変調症）と診断されます。うつ病に比べて症状は軽いですが、うつうつとした気分が一日中続き、そんな気分にならない日よりもなる日の方が多く、そのような状態が長期にわたるのが特徴です。うつ病（大うつ病性障害）は、抑うつ気分や易疲労性などの症状が2週間以上続くと診断されます。

2

（1） 4

解説 急に怒り出したり泣き出したりといった

ように、自分の感情をコントロールできなくなった状態を感情失禁といいます。血管性認知症で多くみられます。激越症状とは、イライラや強い不安、焦りなどにより落ち着きのない状態を示します。

（2） 3

解説 心気妄想は、自分が重い病気であると思い込む症状です。

（3） 4

解説 励ますような声掛けは、特に急性期のうつ病では禁忌とされます。患者は十分がんばってきた、あるいはがんばろうとしてもがんばれない状態であることを理解しましょう。また回復期は自殺が多くなる傾向があるため、特に注意が必要です。

（4） 2

解説 行動も活発化してきたということは、自殺という行為を実行する意欲も出てしまうことが考えられます。回復期は自殺企図が多くみられるため、言動や持ち物等に特に注意します。

第24回　双極性障害

1

（1） 〇

解説 躁状態とは、眠らずに活動したり、気が大きくなる、つぎつぎと突飛なアイデアが浮かぶといった、異常に気分が高揚している状態をいいます。双極性障害では、躁状態とうつ状態を繰り返します。

（2） 〇

解説 発症に大きな男女差はみられず、好発年齢は20代から30代前後とされていますが、思春期の終わりごろから老年期まで幅広く発症します。

（3） ×

解説 双極性障害は大きくⅠ型とⅡ型に分けられます。夜も眠らずに動き回る、大きな声で話し続け止められると怒る、大金をギャンブルにつぎこむ、といった社会生活に支障をきたすほどの躁状態を示すのが双極Ⅰ型障害です。Ⅰ型ではうつ状態がみられないこともあります。一方の双極Ⅱ型障害はⅠ型ほど躁状態が重症化することはありませんが

（軽躁状態）、うつ状態も合わせ持ち、それを交互に繰り返します。

（4） ×

解説 躁エピソード（躁状態の期間）では気分が高揚しているため、睡眠欲求は減少して眠らずに活動するのが特徴です。

（5） ×

解説 認知症等と異なり、進行しても記憶障害がみられることはありません。

（6） ×

解説 抑うつ状態から急激に躁状態に変化することを躁転といいます。

（7） 〇

解説 絶えず何かをしていないと落ち着かず、手あたり次第行動してしまうような症状を行為心迫といいます。気分が高揚する躁状態でみられます。

27

(8) ◯

解説 一種の興奮状態にあり、刺激にも敏感なため、静かな環境で療養するのが望ましいといえます。また周囲も躁状態での言動を責めず、そっとしておいてあげたり、感情的にならないように接することが大切です。

(9) ◯

解説 双極性障害では、気分安定薬や非定型抗精神病薬がおもに用いられます。

(10) ×

解説 双極性障害とうつ病では、治療に用いる薬は異なります。抗うつ薬は双極性障害の経過に悪い影響を及ぼす（躁状態を引き起こすなど）ため、使用は避けます。

2

(1) 4

解説 自分のことを過剰に評価する誇大妄想は、躁状態でよくみられます。

(2) 1

解説 躁エピソードでは、急に怒り出したり攻撃的な言動になることがあります。

(3) 1

解説 躁状態では気分が高揚し、まとまりのないような考えが次々と浮かびます。

(4) 3

解説 つぎからつぎへと浮かぶ思考をそのまま話し続けるため、脈絡がなく会話にまとまりがなくなるのが観念奔逸の症状です。

第25回　不安障害・強迫性障害

1

(1) ◯

解説 一般的にはささいなことでも、過剰に恐怖や不安を感じ、社会生活に支障が出るほど自分をコントロールできなくなる状態を不安障害といいます。不安障害には、パニック障害や全般性不安障害、社交不安障害、限局性恐怖症、広場恐怖症などの種類が存在します。パニック障害とは、予期しない突然の強い恐怖や不快感の高まりが生じて、動悸、息切れ、吐き気、ふるえ、めまい、発汗などのパニック発作を繰り返す疾患です。

(2) ×

解説 多いのは20歳前後から40代での発症です。男女比は、およそ男性1：女性2～3です。

(3) ◯

解説 パニック障害ではうつ病などの精神疾患を合併することが少なくありません。そのため治療薬として抗うつ薬や抗不安薬などが用いられます。

(4) ◯

解説 パニック障害は、突然現れる強い不安と合わせ、動悸、息切れ、発汗、手足のふるえ・しびれ、めまい、吐き気などの身体症状が特徴です。

(5) ×

解説 特定の状況や出来事によって出現する場合もあれば、明らかなきっかけもなく生じることもあります。

(6) ◯

解説 人前で話したり、大勢の中で飲食をする、といったように、他者から注視される状況において、過度の緊張や不安、恐怖を感じてしまう状態を社交不安障害といいます。緊張や不安を打ち消すために飲酒することでアルコール依存症になるケースもあります。

(7) ◯

解説 特定の対象や状況に対して過剰な恐怖心や不安を抱くのが限局性恐怖症です。動物や昆虫が苦手、注射が嫌い、飛行機が怖い、といったことも限局性恐怖症である可能性があります。

(8) ×

解説 広場恐怖症は、広い場所だけに限らず、

解答・解説

混雑した電車の中や劇場のような閉鎖空間、人混みや行列など、何かあった時に逃げられない、助けが来ない、といったような状況において強い不安や恐怖を抱く疾患です。

（9）○

解説 エクスポージャーは曝露療法（ばくろ）ともよばれ、不安の原因となる物や状況などに段階的に慣れていくことで不安を軽減していく精神療法です。不安障害や強迫性障害、PTSDの治療などに選択されます。

（10）○

解説 強迫性障害とは、通常ではありえない事柄や状況に対して過剰に不安を感じ、それを解消するために一見無意味で過剰と思われるような行動を繰り返す精神疾患をいいます。治療には抗うつ薬として用いられる選択的セロトニン再取り込み阻害薬（SSRI）が第一選択薬とされます。

2

（1）1

解説 全般性不安障害とは、日常生活の中でおこる出来事に対し、漠然（ばくぜん）とした不安や過剰な心配を慢性的に持ち続ける疾患です。症状が進行すれば睡眠障害や食欲不振、注意散漫などによって日常生活にも支障が現れます。全般性不安障害の随伴症状（ずいはん）に

は、筋緊張、睡眠障害、易疲労性、落ち着きのなさ、集中力のなさ、過敏（易刺激性）などがあります。

（2）4

解説 パニック発作を繰り返していると、発作が起きていないときでも、また発作を起こすのではないかという恐怖感を持つようになります。これを予期不安といいます。

（3）3

解説 強迫性障害では、強迫観念と強迫行為という2つの症状がみられます。強迫観念とは、自分の意思に反して頭から離れない考え、心配事のことで、例え不合理だと思い振り払おうとしてもできません。そして強迫行為とは、強迫観念によって生じる不安にかきたてられて行う行為のことです。やりすぎ、無駄だとわかっていてもやめることができません。

（4）3

解説 強迫性障害では不安を打ち消すように繰り返す過剰な行為のほか、過剰なまでの加害恐怖（人に危害を加えてしまう、あるいは加えてしまったのではと恐怖を感じる症状）のほか、物の配置などに対する過剰なこだわりなどの症状もみられます。部屋はきちんと片付けられ、過剰に整理整頓にこだわるのが特徴です。

第26回　ストレス因関連障害

1

（1）○

解説 ストレス因関連障害とは、外傷的出来事やストレスの強い出来事への曝露が発症に明確に関わって起こる疾患群をいいます。大災害の後などにみられる心的外傷後ストレス障害（PTSD）や急性ストレス障害（ASD）もストレス因関連障害に含まれます。脱抑制型対人交流障害は、無差別に人に甘え、注意を引くために抱き着いたり、大げさな態度をとるなど、誰にでも親しげにしますが、その一方で怒り出したり暴力的な行動をとる、といった症状がみられる疾患です。小児期のネグレクト（虐待）

がおもな原因となり発症します。

（2）○

解説 適応障害はストレスが原因となる機能障害で、はっきりと確認できるストレス因に反応し、そのストレス因の始まりから3ヶ月以内に情動面、行動面の症状が出現する疾患です。仕事でミスをした、恋人にふられた、といったような日常生活で生じる出来事にうまく対処することができない結果、抑うつや不安感などの精神症状や行動面に変化が現れて社会生活に支障をきたします。

29

（3）○

解説 ストレスの原因となる事象が解消すれば、症状は6ヶ月以内に改善するとされますが、ストレスが長く続く場合には症状も長引きます。

（4）○

解説 適応障害の症状としては、抑うつ気分や意欲低下などの情動面に加え、動悸やめまい、倦怠感、睡眠障害などの身体面、そして過度の飲酒や素行の悪化、易怒性といったような行動面などで変化がみられます。

（5）○

解説 急性ストレス障害（ASD）は、命の危険にさらされるような衝撃的な出来事を経験し、強い恐怖感・無力感などを経験した後に生じる疾患で、出来事を経験してから1ヶ月以内に発症する場合をいいます。警戒心が高まり物事に過敏になる、不眠となる、怒りっぽくなったり、物事に集中できなくなってしまう、といった覚醒症状（過覚醒）も急性ストレス障害によるものです。そのほかに侵入症状（原因となった出来事をもう一度体験するように感じる症状）や回避症状（原因となった出来事を思い出させるような刺激や事柄、人物などを避けるようになる症状）、解離症状（原因となった出来事に関連することを思い出せない、自分が世界と切り離されているように感じる、といった症状）などもみられます。

（6）×

解説 トラウマとなる体験から1ヶ月を過ぎても症状が継続している場合はPTSD（心的外傷後ストレス障害）と診断されます。

（7）×

解説 PTSDの発症と性格には因果関係は認められません。誰にでも起こりえます。

（8）×

解説 年齢が低いほど、不安やストレスなどを言葉にできず、自分の中に自然にため込み、PTSDを発症するケースが多くみられます。

（9）○

解説 例えば災害ボランティアなどが被災者の話に触れ、共感するうちに自分が災害を体験したように感じたり、自分の無力さを痛感することでPTSDを発症することがあります。

（10）×

解説 トラウマとなった体験について、その詳細や感じたこと、本当の気持ちなどを他人に話すことで、ストレスの緩和を目指していく手法を心理的デブリーフィングといいます。かつてはカウンセリングの一環で行われていましたが、かえってPTSDの症状を悪化させることもあるなど、現在ではその効果が否定されています。

2

（1）3

解説 反応性愛着（アタッチメント）障害は、脱抑制型対人交流障害同様、小児期の虐待などにより養育者との愛着が何らかの理由で形成されないことで、情緒や対人関係に問題が生じる疾患です。

（2）3

解説 PTSDでは退行はみられません。フラッシュバックとは、頭の中でつらい体験が再現されて、あたかも目の前で起こっているかのような感覚に陥る症状をいいます。

（3）4

解説 トラウマとなった出来事を頭の中でもう一度体験するように感じる症状を侵入症状といい、最も重症なケースがフラッシュバックです。

（4）3

解説 つらい、悲しい、といった感情は無理にがまんせず、表出するのが適切です。また生き残ってしまった人は自分だけ助かってしまったことへの罪悪感も覚えやすいため、2のような安易な声掛けは配慮に欠けるといえます。また災害の記憶はすぐに忘れられるものではなく、前向きになるには時間もかかります。4のような声掛けも安易な励ましといえるでしょう。

解答・解説

第27回 睡眠－覚醒障害

①

（1）×

解説 ナルコレプシーは、十分な睡眠をとっているにも関わらず日中に強い眠気が出現し、目覚めていられなくなる過眠障害の一種です。ナルコレプシーでは、感情が高ぶったときに四肢や体幹が脱力（情動脱力発作）したり、入眠時にいわゆる金縛りにあったり幻覚をみるような症状が特徴です。

（2）×

解説 ナルコレプシーは、10 〜 20代に発症が集中し、とくに思春期ごろに好発します。

（3）○

解説 睡眠時無呼吸症候群とは、睡眠中に無呼吸状態（10秒以上呼吸が止まること）になるのと、大きないびきを繰り返すのが特徴の睡眠障害です。喉頭や咽頭に脂肪が多く沈着すると気道が閉塞して呼吸を妨げてしまうため、肥満の人に多くみられます。

（4）○

解説 レム睡眠とは、脳は働いていて身体が休んでいる状態の睡眠、いわゆる浅い眠りの状態をいいます。レム睡眠行動障害とは、睡眠中にみる夢に対応するように大きな声を出したり、暴れたりするなどの行動が出てしまう睡眠障害です。本来、レム睡眠中は、筋は弛緩し動きませんが、レム睡眠行動障害の場合は動かすことができ、行動となって現れます。50歳から老年期にかけて多くみられます。

（5）×

解説 睡眠障害の治療には睡眠薬が用いられますが、睡眠障害には入眠障害（寝つきが悪い）や中途覚醒（夜中に目が覚める）、早朝覚醒（早く目が覚めてしまう）、熟眠障害（眠りが浅い）の種類があり、それぞれに合った治療薬を使用します。入眠障害の場合には、作用の持続時間が短い超短時間型や短時間型が用いられます。

（6）○

解説 睡眠・覚醒スケジュール障害とは、夜にしっかりと眠り、日中に起きて活動する、という一般的な生活リズムが失われ、社会生活に支障が現れる状態をいいます。24時間の生体リズムであるサーカディアン（概日）リズムが損なわれて起こることから、概日リズム睡眠・覚醒障害などともよばれます。昼夜逆転をしたような生活や夜勤がある仕事、海外旅行による時差ボケなどが原因となって起こります。

（7）×

解説 日中に寝てしまうことで、さらに寝付けなくなり、入眠障害が悪化します。日中はなるべく活動して眠らず、生活リズムを崩さないようにすることが重要です。

（8）○

解説 睡眠相前進症候群とは、夕方になると眠くなる、あるいは眠ってしまい、そして早朝に覚醒してしまう、いわゆる過剰な早寝早起きで、高齢者に多いものです。加齢に伴う概日リズムの変化が関与していると考えられています。

（9）×

解説 睡眠相前進症候群の治療としては、入眠時間を遅く設定するなどの生活リズムの改善や、入眠前の高照度光療法が有効とされています。

（10）×

解説 睡眠相後退症候群は、いわゆる夜更かしが続き、深夜から早朝にならないと寝付くことができなくなり、日中の社会生活に支障が現れる状態をいいます。勉強や遊びが原因となることも多いため、思春期や青年期に好発します。

②

（1）2

解説 ナルコレプシーのおもな症状（4主徴）として、入眠麻痺（金縛り）、情動脱力発作（カタプレキシー）、入眠時幻覚、そして入眠発作（突然起こる急激な眠気）が挙げられます。

（2）1

解説 むずむず脚症候群（レストレスレッグス症候群）は、下肢にむずむずする、痛い、かゆい、皮膚に虫がはうようなぞわぞわした感じがする、といった不快な感覚が生じ、**下肢を動かさずにはいられない**衝動を伴う疾患で、**高齢女性や妊婦に多く**みられます。**夕方から夜に症状が強く**なり、脚を動かすことで**症状が軽減**する、という特徴があります。**ドパミン**の分泌異常や**鉄**の欠乏などが原因と考えられています。

（3）4

解説 レム睡眠行動障害は、**パーキンソン病や**レビー小体型認知症などの初期症状としてみられることがあります。

（4）4

解説 睡眠中に、周囲からは寝ぼけていると思われるような症状をみせるのが**睡眠時随伴症**で、**レム睡眠行動障害**もその一つです。例えば喧嘩をしている夢を見ているときに、大声で叫んだり、隣で寝ている人に殴りかかる、といった行動をとることがあります。そのほかの睡眠時随伴症として、ノンレム睡眠中に起こる**睡眠時遊行症**（いわゆる夢遊病）があります。

第28回　依存症

1

（1）×

解説 やめたくてもやめられない状態に陥る状態が**依存**で、依存により社会生活に支障があり、本人や周囲の人に問題が起きると**依存症**とよばれます。依存には、アルコールや薬物などの**物質が原因となる場合**に加え、**特定の行為やそれを行う過程にのめり込む場合**の2通りがあります。最近では、スマートフォンやゲーム機への依存、インターネット環境への依存など、**子どもにも起こる**ケースが増えてきています。

（2）×

解説 自分の体験を話したり、他人の体験を聞いたりすることで自分の行動を振り返る集団精神療法は、**依存症の治療に適しています。**

（3）〇

解説 同時に**2つ以上の嗜癖問題（アディクション）**、すなわち依存症を併発している状態が**クロスアディクション**です。ギャンブル依存症の人がギャンブルで得たお金で飲酒したり、反対に負けた悔しさを忘れるために飲酒することで**アルコール依存症を併発**することなどがその例といえます。

（4）×

解説 喫煙も単なる嗜好品を摂取する習慣ではなく、ニコチン依存症という病気としてとらえ、健康保険による薬物治療が可能です。2020年度からは、加熱式たばこ使用者も健康保険による**禁煙治療の対象**として認められています。

（5）〇

解説 アルコールや薬物など、反復性のある物質の使用を中止することで出現するさまざまな症状を**離脱症状**といい、すぐに出現するもの（**早期離脱症状**）と数日程度してから出現するもの（**後期離脱症状**）があります。アルコール依存症の離脱症状としては、まず発汗や動悸、手足のふるえ、イライラ、不眠などが現れ、数日すると幻視等の幻覚や見当識障害などが出現するようになります。

（6）〇

解説 親や友人関係、職場等での飲酒習慣が本人の飲酒に影響を与えることは大いにあります。またアルコール等の入手のしやすさや、メディアによる宣伝等もアルコールを含めた依存症の**環境要因になりえる**といえます。

（7）×

解説 依存症がさまざまな身体的問題や本人とその周囲の人の日常生活に影響を与え、さらに多重債務や貧困、虐待、自殺、犯罪等の重大な社会問題も生じさせていることから、国民の安全を確保し安心して暮らすことができるようにするため、2018

年に施行されたのが**ギャンブル等依存症対策基本法**です。具体的には、依存症問題の教育や啓発活動、医療体制の整備、社会復帰の支援などを行います。競馬、競輪、競艇などの法律の定めるところにより行われる**公営競技もギャンブルとして対象**とします。

（8）×

解説 **IR推進法**は、カジノを中心とした統合型リゾート施設（IR）の整備を推進する法律です。最も懸念（けねん）されるのは**ギャンブル依存症**です。

（9）×

解説 **ウェルニッケ脳症**のリスクは、飲酒による**ビタミンB₁**の摂取不足や吸収機能低下により高まります。脳幹に微小な出血が起こり、細かい眼の振るえ（**眼振**）や目の動きに制限が出る（**眼球運動障害**）、意識障害などの精神状態の変化、ふらつきといった様々な症状が急激に出現します。

（10）○

解説 **アルコール依存症が発症の半数程度を占めるウェルニッケ脳症**の後遺症として、記銘力障害や失見当識、作話などの症状が現れることがあります。これを**コルサコフ症候群**といいます。

②

（1）4

解説 **2018年**に成立、同年に施行されたのが**ギャンブル等依存症対策基本法**です。アルコール健康障害対策基本法は2013年成立、翌年施行、未成年喫煙禁止法は1900年成立、同年施行、そして麻薬及び向精神薬取締法は1953年成立、同年施行です。

（2）3

解説 1は**アルコホーリクス・アノニマス**、2は**アルコール依存症回復プログラム**、4は**急性ストレス障害**を表します。

（3）2

解説 少量でも飲酒をしてしまえば、**依存症からの回復にはなりません**。離脱症状への薬物療法として、ベンゾジアゼピン系の抗不安薬、睡眠薬などが用いられます。

（4）3

解説 アルコール依存症の治療は、依存症の理解と治療への動機づけを行う**導入期**、離脱症状に対処して断酒を目指す**解毒期（げどく）**、断酒に向けた具体的な対策を行う**リハビリテーション前期**、再摂取の予防対策や飲酒してしまった場合の対処などを学びながら社会復帰などを目指す**リハビリテーション後期**といったステップで進めます。問題文のような状態では、解毒期としてまずは早期離脱症状である振戦（手指のふるえ）の確認が優先されます。

第29回　摂食障害

①

（1）○

解説 **摂食（せっしょく）行動と体重コントロールの異常**により、心理的、身体的、そして社会生活に支障がみられる状態が**摂食障害**で、**神経性やせ症（神経性食欲不振症）**や**神経性過食症**、**過食性障害**などがあります。思春期以降に発症し、若い世代、とくに**女性に多く**みられます。

（2）○

解説 摂食障害では、うつ病や不安障害などの気分障害、パーソナリティ障害、依存症などを**合併する割合が高く**なります。

（3）○

解説 摂食障害の患者は、自己評価の低下や不安などを抱え、それに伴って**摂食行動に対する誤った理解**をしています。まずは認知行動療法により病気や自分を正しく理解し、適切な摂食行動と体重コントロールをめざします。

（4）×

解説 神経性食欲不振症は、身体的に脂肪がつ

きやすい時期である一方で、「やせたい」といった願望を強く持ちやすい**思春期以降の女性で多くみられる傾向**があります。

（5）○

解説　神経性食欲不振症の患者は、**ボディイメージのゆがみ**を抱いていることが特徴です。十分やせていても**太っていると思い込み、太ることへの恐怖心が異常に強い**ため過度の食事制限を行い、異常な体重減少を示します。

（6）×

解説　神経性食欲不振症の原因は、体重や体型に対する過度の恐怖や、体重減少に対する強迫的な追求といった**心理的なもの**です。腸管の吸収不全などの器質性疾患が原因ではありません。

（7）○

解説　神経性過食症は、**むちゃ喰いと体重増加を防ぐための代償行為**がみられる摂食障害です。食べてしまったことへの罪悪感や自己嫌悪に対する代償行為として、**嘔吐や下剤の乱用、絶食、過剰な運動**などがみられます。また代償行為がみられず、短時間にむちゃ喰いを繰り返し、肥満傾向にある場合は**過食性障害**とよばれます。

（8）×

解説　神経性過食症の場合、食べ過ぎても代償行為として**嘔吐や絶食などを行う**ため、体重が増えず、**正常体重であることも多い**です。BMIの数値だけでは判断できません。

（9）×

解説　半飢餓状態ある患者に対して、急激に栄養補給を行うことで生じる症状を**リフィーディング症候群**といい、心不全や呼吸不全、腎不全、肝機能障害、意識障害、けいれんなどがみられる**重篤な合併症**です。なるべく**経口栄養**で**5〜10kcal/日**程度から投与を開始し、**徐々に増やして**いきます。

（10）○

解説　リフィーディング症候群では、急激な栄養補給により**インスリン分泌が急増**し、糖代謝に必要な物質が**大量消費されて結果的に欠乏**してしまいます。ビタミンB_1の欠乏のほか、**リン、カルシウム、**

カリウムの血中濃度低下がみられます。

2

（1）3

解説　神経性食欲不振症では、血圧は下がり**低血圧**を示します。そのほか血液の性状変化として、**脱水**や**貧血、白血球減少、低タンパク血症、高コレステロール血症**などがみられます。また摂食障害の患者は食後に自ら嘔吐する代償行為がみられ、胃酸により歯が溶けてしまい、歯の欠損や**齲歯**（**虫歯**）を引き起こすこともあります。

（2）4

解説　神経性食欲不振症では、ボディイメージのゆがみから、さらに**やせようとして活動量を増やす**傾向があります。血清トリヨードサイロニン値や血清カリウム値は**低下**し、低栄養状態によって**心拍数低下**や**徐脈**を示します。

（3）2

解説　神経性過食症の特徴として、**むちゃ喰いと代償行為**があります。大量に食べ物を摂取しても、**太ることへの恐怖や食べてしまったことへの罪悪感**から、嘔吐や下剤乱用を繰り返してしまいます。太ることへの恐怖がなく、ただむちゃ喰いを続けてしまうのは、過食障害とされます。

（4）2

解説　リフィーディング症候群では、急激な栄養補給によって大量分泌されたインスリンが、カリウムを細胞内に移動させてしまい、**低カリウム血症**を引き起こします。

My Note

解答・解説

第30回　発達障害

1

(1) ○

解説　発達障害とは、先天的な脳の機能障害のために言葉の発達が遅い、対人関係をうまく築くことができない、特定分野の勉強が極端に苦手、落ち着きがない、集団生活が苦手、といった症状が特徴の精神疾患です。近年は疾患としての理解が少しずつ進みましたが、それでも変わり者や怠け者、といったレッテルを貼られて生きづらさを感じている患者も多くいます。薬物療法などで症状を軽減することも可能ですが、ある程度の症状を個性ととらえたうえで、本人の生活訓練や周囲の人の関わり方が大切になってきます。

(2) ✕

解説　自閉スペクトラム症（ASD）の特徴として、他人とのコミュニケーションが極端に苦手である、という点があります。相手の気持ちを考えたりすることも苦手で、うまく言語として伝えられないだけでなく、無表情であったり、視線が合わない、ボディランゲージも苦手など、非言語的コミュニケーションにも支障があります。

(3) ✕

解説　自閉スペクトラム症の子どもを抱える親は、「育て方が悪かった」などと自分を責める傾向があります。明確な原因は不明ですが、脳の生まれつきの機能障害や遺伝などが考えられ、乳幼児期の接し方や育て方、しつけ等によって発症するわけではないとされます。

(4) ○

解説　他者への関心が低いため、興味や楽しみを共有し、一緒に活動することがあまりなく、人間関係を発展させることができずに、仲間をつくるのが苦手という特徴があります。

(5) ○

解説　周囲とのコミュニケーションが苦手で、こだわりも強いため、集団よりも一人で遊ぶことを好む傾向があります。

(6) ○

解説　注意欠如・多動症（ADHD）とは、幼少期から不注意（集中力がないなど）や多動性・衝動性（落ち着きがない、順番待ちができないなど）などが主症状としてみられる発達障害です。

(7) ✕

解説　興味の偏りが著しいのは自閉スペクトラム症の特徴といえます。

(8) ✕

解説　不随意運動や発声を特徴とするのがチック症で、周囲の環境（ストレス）などの影響を受けて幼児期に多く発症します。顔や手足などが意思とは関係なく動いてしまう運動チックと、咳払いのような発声を繰り返す音声チックに分けられます。注意欠如・多動症による症状というわけではありません。

(9) ✕

解説　限局性学習症（障害）は、知的発達の遅れや身体機能に大きな障害がないにも関わらず、読み書きや計算など特定分野の学習を極端に苦手とするのが特徴です。

(10) ✕

解説　限局性学習症の場合、読み・書き、計算、聞き取りの学習能力が著しく低いのが特徴です。幼児期から特徴が現れ、学童期に学習機会が増えることで症状が顕著になります。単なる勉強嫌い、怠けている、と思われやすい障害です。

2

(1) 4

解説　発達障害を定義し、発達障害者の支援を行うために制定されたのが発達障害者支援法です。その第2条において、「発達障害とは、自閉症、アスペルガー症候群その他の広汎性発達障害、学習障害、注意欠陥多動性障害その他これに類する脳機能の障害であってその症状が通常低年齢において発現するものとして政令で定めるものをいう」と規定されています。

35

(2) 4

解説 同じ遊びを延々と続けたり、極度に勝ちにこだわる、物の並べ方に異常にこだわる、といったような、自分の中にあるルールや関心に強いこだわりがあるのが特徴です。

(3) 2

解説 人見知りや親の後追いをしないのは、自閉スペクトラム症の特徴といえます。

(4) 3

解説 むずむず脚症候群ともよばれるのがレストレスレッグス症候群で、脚がむずむずして落ち着かない、じっとしていられない、といった症状がみられます。子どもで発症した場合、注意欠如・多動症と間違われることがありますが、原因が全く異なるため、注意が必要です。

第31回 パーソナリティ障害

(1) ×

解説 パーソナリティ障害とは、ものの考え方や行動の仕方などが、一般の人と比べて著しく異なっていたり、周囲と不適応なために、仕事や学校生活、日常生活での人づきあい等に問題が生じる疾患です。通常は、思春期を超えた頃から明らかになってきます。

(2) ○

解説 明確な原因はわかりませんが、遺伝的要因や環境的要因などが複合的に影響して発症すると考えられています。例えば幼少期の虐待や会社での不当な扱いといったことをきっかけに、他者への不信感や恐怖心などから発症することもあります。

(3) ○

解説 パーソナリティ障害のおもな治療法は精神療法です。起きた出来事や自分の行動について振り返り、周囲との付き合い方、感情との向き合い方などを学んでいきます。

(4) ×

解説 パーソナリティ障害は、症状の現れ方の特徴によって大きくA群〜C群の3つに分類されます。

(5) ○

解説 奇妙で風変わりな言動が特徴とされるのがA群で、他者への不信感が強い妄想性パーソナリティ障害や社会関係から離脱するシゾイド（スキゾイド）パーソナリティ障害、親密な関係において不快感を示す統合失調型パーソナリティ障害などがあります。

(6) ×

解説 演技的で感情の起伏が激しいタイプはB群です。B群には、他人の権利を無視・侵害する反社会性パーソナリティ障害や極端に人の気を引く言動をとる演技性パーソナリティ障害、感情の起伏が激しい境界性パーソナリティ障害、自己評価が高く尊大な態度をとる自己愛性パーソナリティ障害などがあります。

(7) ○

解説 不安感や恐怖心が強く内向的になるのがC群のパーソナリティ障害です。強迫性パーソナリティ障害のほか、他者への依存と分離不安が強い依存性パーソナリティ障害、周囲からの否定的評価に過敏となる回避性パーソナリティ障害などがあります。

(8) ×

解説 周囲からの否定的評価の極度に敏感になり、そのような状況になるのを回避するのはC群の回避性パーソナリティ障害の特徴です。

(9) ×

解説 受診し、診断された人の割合ではありますが、境界性パーソナリティー障害は、男性に比べて女性で多くみられます。

(10) ○

解説 他者から称賛されたい欲求が強く、尊大な態度をとったりする一方で、他者への共感や他者

解答・解説

を評価する気持ちが欠如するのがB群の自己愛性パーソナリティ障害の特徴です。

2

（1）2

解説 演技性と自己愛性はB群、依存性はC群です。

（2）1

解説 感情の起伏が激しく、浪費や過食といった衝動的な行動をみせることがあるのが境界性パーソナリティ障害の特徴です。

（3）4

解説 親密な関係において急に不快感をおぼえたり、妄想的な考えや幻覚のような感覚を示すなど、統合失調症と似たような症状を示すことから統合失調型パーソナリティ障害とよばれます。

（4）3

解説 他者との親密な関わりを好まなかったり、その能力が欠如している、性体験への関心が乏しい、喜びや怒りの表出が限定的、といった特徴を示すA群のパーソナリティ障害がシゾイド（スキゾイド）パーソナリティ障害です。

第32回　解離性障害

1

（1）○

解説 解離性障害とは、思考や記憶、周囲の環境、行動、身体的なイメージなど、本来は一つのつながりとして実感されるべきものが分断されて感じられるようになる障害です。症状として、あるときの出来事がごっそりと記憶から抜けて思い出せなくなる、予期せぬ場所へ記憶がないまま行ってしまうなどの症状がみられます。統合失調症や境界性パーソナリティー障害などと誤って診断されることがあります。

（2）○

解説 小児期の虐待や職場でのつらい経験など、慢性的な心的外傷に曝されることにより発症します。

（3）×

解説 解離性障害では、自己評価、自己肯定感は低くなる傾向があります。

（4）○

解説 解離性障害の一つである解離性同一性障害（解離性同一症）とは、小児期の虐待などによる苦痛や恐怖体験による心的外傷をきっかけとして、その苦痛から逃れるために自分の中に全く別の人格を複数つくり出してしまった状態をいいます。いわゆる多重人格などとよばれていたのが解離性同一性

障害です。

（5）○

解説 解離性同一性障害の場合、外見は同じでも、まったく別の人格がその時々で現れます。思考や性格だけでなく、口調や筆跡までもが異なります。

（6）×

解説 他の解離性障害同様に、解離性健忘(けんぼう)にも精神療法が有効です。

（7）×

解説 強いストレスによって起きる可逆的な記憶障害が解離性健忘です。

（8）×

解説 解離性遁走(とんそう)とは、解離性健忘の合併症のようなもので、過去の記憶の一部またはすべてを失ったうえで、家族や仕事といった自分の日常生活から逃れるようにどこか別の場所へと姿を消してしまうことをいいます。数時間でおさまって元の場所、生活に戻る場合もあれば、記憶を失ったまま別の人格として数ヶ月、あるいは数年にもわたって別の場所で生活していることもあります。

（9）○

解説 自分が自分でないかのような感覚や、自分がしていることや周囲で起きていることが現実とは思えないような感覚に陥る解離性障害の一つが

37

離人感・現実感消失症です。虐待という経験を受けたとき、これは現実ではないと思い込む気持ちが強くなると発症することがあります。

(10) ○

解説 離人感・現実感消失症は、虐待や死別のようなつらい体験がきっかけとなったり、抑うつ、不安症などの合併症として現れることがあります。

2

(1) 1

解説 心的外傷後ストレス障害などと同様に、つらい体験について詳しく話をさせることは、症状悪化につながるリスクがあり、適切ではないとされます。グラウンディングとは、文字通り地に足をつけるように、五感をフルに使って現実感を取り戻す心理療法をいいます。記憶があいまいな場合や現実感をもてない場合などに、日光を浴びたり、氷を握らせたりといったことすることで、目の前の現象・感覚に集中させて現実に引き戻す効果があります。

(2) 3

解説 解離性同一性障害により現れた人格は、つらい体験や恐怖から自分を守るために現れたものでもあります。そのため、現れた人格を否定したり無視することは避けます。解離性同一性障害の治療は、現れた複数の人格を統合するように進められます。交代人格によって接し方を変えたり、それぞれに細かい質問をすることは、交代人格の形成をさらに強めてしまうことになるので避けます。

(3) 3

解説 記憶を失う期間は数分程度のこともあれば、数年、数十年分の記憶が空白となる場合もあります。性的虐待などの被害を受けやすい女性の方が比較的起こりやすいとされます。災害や事故などのつらい状況や体験、ストレスなどが原因で発症します。また心的外傷後ストレス障害のように、回復した記憶によりつらい体験を追体験するフラッシュバックが起こることもあります。

(4) 3

解説 離人感・現実感消失症では自分が自分でないように感じますが、統合失調症と異なり、誰かに操られているような妄想的な感覚は生じません。発症は思春期から青年期が多く、中年期以降ではまれです。薬物療法としては、抗不安薬・抗うつ薬の投与などが行われます。ただ完全に有効といえない場合も多いため、認知行動療法などが並行して行われます。また治療をしなくても自然に治癒することもあります。診断基準の一つに、患者自らが抱いている非現実感を自覚していることが挙げられます。

第33回　認知症

(1) ○

解説 見当識とは、人や時間、空間などについて認識する能力をいい、それが失われた状態が見当識障害です。認知症の発症初期から現れます。

(2) ×

解説 認知症の状態においても、たった今起きたことの記憶（即時記憶）やつい最近の記憶（近時記憶）に比べ、遠い昔の出来事に関する記憶（遠隔記憶）は比較的維持されます。

(3) ○

解説 前頭側頭型認知症は、その名の通り脳の前頭葉と側頭葉に病変がみられます。言語や思考、行動・感情の抑制などを司る前頭葉と、言葉の理解や聴覚などを司る側頭葉が障害されることにより、発症の早期から性格の変化や脱抑制（社会的規範からの逸脱行為）、常同行動（同じことを繰り返す）などがみられます。

(4) ○

解説 認知症の中で最も多いアルツハイマー型認知症は、アミロイドβという異常なタンパク質が脳に沈着し、脳細胞を死滅させることで脳が萎縮する疾患です。

（5）○

解説 新たに知覚し、体験したことを覚え、記憶の中に保持しておく能力を記銘力（きめいりょく）といいます。アルツハイマー型認知症では、発症初期から記銘力の低下などの記憶障害が顕著（けんちょ）に現れます。

（6）○

解説 レビー小体という異常な物質が脳に沈着して起こるのがレビー小体型認知症です。アルツハイマー型認知症に比べて初期の記憶障害は軽度ですが、症状の日内変動がみられます。

（7）○

解説 レビー小体型認知症では、小動物が見えるといった幻視が特徴的にみられます。またパーキンソン症状（手足のふるえや動作の緩慢（かんまん）、筋のこわばり、姿勢保持障害などの症状）のほか、抑うつ症状やレム睡眠行動障害、自律神経症状などもみられます。

（8）×

解説 例えば万引きや無銭飲食といった、法律や社会的な倫理から逸脱したような行動をとることを脱抑制といいます。前頭側頭型認知症で特徴的な症状です。

（9）×

解説 常同行動とは、同じ道をひたすら歩き続けたり、同じものばかりを食べる、といったような決まった行動を繰り返しとるようになることをいいます。前頭側頭型認知症で多くみられます。

（10）×

解説 かつては意味もなく歩き回るイメージであった徘徊（はいかい）ですが、認知症患者の中にある記憶に従い、本人としては意味のある行動として徘徊していると考えるようになっています。徘徊がみられる場合は、まず徘徊するようになった理由や原因を考えることが重要です。認知症患者の安全確保を優先しつつも、安易な身体拘束は適切ではありません。

2

（1）2

解説 認知症の病型は、アルツハイマー型認知症、脳血管型（血管性）認知症、レビー小体型認知症、前頭側頭型認知症に大きく分けられます。そのうち6割以上を占めるとされるのがアルツハイマー型認知症です。

（2）4

解説 失認とは、感覚器に障害がないにもかかわらず、対象物を認識できない状態をいいます。選択肢4の鏡現象は、鏡に映った姿を見ることはできてもそれが自分であるかを認識できない症状です。また、自分の身体の半分の空間が認識できない半側空間無視の状態も失認の一つとされます。1は身体機能に異常がなくても、道具の使い方がわからなくなるなど、日常生活で当たり前に行っていた動作ができなくなる失行、2は物事を順序だてて進めることができなくなる実行機能障害、3は聞く（理解する）・話す・書くといった言語機能が傷害される失語です。

（3）4

解説 認知症の症状のうち、その中核をなす永続的な進行を示す症状を中核症状といいます。記憶障害や見当識障害、失語、失行、失認、実行機能障害などがあります。そのほかの選択肢は行動・心理症状（BPSD）とよばれる症状で、現れたとしてもずっと続くわけではありません。

（4）1

解説 認知症では、誰かに物を盗まれた、といった被害妄想などもよくみられる症状です。患者の訴えをすぐに否定せず、一緒に探し、本人が見つけるように誘導するのが最適といえます。

My Note

第34回 てんかん

(1) ○
解説 厳密にいえばてんかんは精神疾患ではありませんが、さまざまな精神症状が現れるため、精神保健福祉法の対象疾患であり、公費負担制度や医療費控除などを利用することができます。

(2) ×
解説 てんかんであっても自動車運転免許の取得は可能です。ただし取得や更新には医師の許可や診断書が必要となります。さらに睡眠中のみの発作や、運転に支障を及ぼすおそれのない発作など例外的な場合を除き、2年以内に発作を発現したことが一度でもあると道路交通法により運転できなくなります。

(3) ○
解説 てんかんとは、脳の神経細胞が異常な放電を起こすことで、けいれんや意識消失などの症状を繰り返す慢性的な疾患をいいます。腫瘍や奇形、脳出血といった脳の器質的病変が原因となる場合を症候性てんかん、脳に病変がみられず、検査をしても原因が明らかにならない場合を特発性てんかんといいます。

(4) ○
解説 てんかんでは、脳の神経細胞が異常放電を起こすため、脳波の異常を示します。

(5) ○
解説 てんかんのうち、大脳全体で異常放電が起きて発作が起こるものを全般性てんかんといいます。異常放電が脳の一部に限定されている場合は部分（焦点性）てんかんとよばれます。

(6) ○
解説 乳児期に起こる悪性のてんかんをウエスト症候群といいます。明確な原因は不明ですが、出生時仮死や脳の奇形などが原因と考えられます。多くの場合に知的障害を認めます。

(7) ○
解説 ウエスト症候群では、寝起きや眠い時に、突然四肢の曲げ伸ばしをしたり、頭部を前屈させるような発作を短時間に繰り返します。

(8) ×
解説 全般性てんかんでみられる発作が強直・間代発作（大発作）です。突然全身のけいれんを起こし、四肢を伸ばして全身が硬直する状態が数秒～数十秒続きます（強直期）。その後、四肢が一定の間隔でガクガクとけいれんし（間代期）、同時に呼吸停止やチアノーゼ、嘔吐、失禁などがみられます。発作時は、大声で呼びかけるなど騒ぎ立てたり、無理に押さえつけたりせず、安全を確保しながら発作がおさまるのを待ちます。

(9) ×
解説 点頭てんかんとよばれるのはウエスト症候群です。レノックス・ガストー症候群は、幼児期に多く発症するてんかんで、強直・間代発作や脱力発作（突然全身の筋緊張が消失する発作）、ミオクロニー発作（全般発作のうち、突然四肢や体幹の筋がぴくっとけいれんするような発作）など、特徴的なてんかん発作が何種類も出現するてんかんです。

(10) ×
解説 欠神発作は全般性てんかんでみられる発作のうち、急に動作が止まったり、ぼーっとしたり、話が途切れたりして反応がなくなる発作をいいます。発作の時間は数秒～数十秒程度と短いため、周囲からは発作であると気づかれず、集中力がない、などと勘違いされることもあります。学童期前半の女児で多くみられます。

2

(1) 3
解説 厚生労働省の調査によれば、てんかんの発症率は1000人あたり5～8人程度とされています。幅広い年齢層で発症しますが、とくに小児期と高齢者に発症率が高くなります。

解答・解説

（2）2

解説 部分てんかんで起こる発作のうち、意識がはっきりしている発作を単純部分発作、意識障害を伴う発作を複雑部分発作といいます。

（3）4

解説 強直・間代発作（大発作）時は、筋は硬直したり弛緩したりします。

（4）1

解説 大発作が起きた場合には、慌てずにまず患者の安全を守ることを優先します。危険な物や火気などを遠ざけて周囲の安全を確保します。発作がおさまったら、嘔吐による窒息や誤嚥を防ぐため、顔を横に向けます。強く身体を押さえつけたり、大声で呼びかけたりするのは禁忌です。

第35回　精神科領域の検査

❶

（1）○

解説 脳の異常放電により脳波に異常が現れるてんかんの診断には脳波検査が有効です。発作がてんかんによるものなのか、別の病気が原因なのかを鑑別するためにも欠かせません。

（2）○

解説 MRI（磁気共鳴画像）検査は、強い磁気により身体の内部情報を画像化する検査です。放射線を使用しないため、被曝の心配はありません。認知症等による脳の萎縮も発見することができます。

（3）×

解説 知能指数（IQ）は、100を標準として70以下の場合を精神遅滞とします。

（4）×

解説 0〜6歳を対象として発達の遅れやゆがみを発見するためのスクリーニング検査がデンバー式発達スクリーニング検査です。知能指数の判定はできません。

（5）×

解説 心理学者のウェクスラーが開発した知能検査で、図形、数字、言語、絵などを用いて知的能力を調べます。試験時間は60分から最大90分と長く、被験者によっては負担が大きくなります。

（6）×

解説 ウェクスラー式知能検査には、2歳6ヶ月〜7歳3ヶ月までを対象とする幼児用、5歳0ヶ月〜16歳11ヶ月までを対象とする児童用、そし

て16歳0ヶ月〜90歳11ヶ月までを対象とする大人用の3種類があります。

（7）○

解説 内田クレペリン検査とは、クレペリンの研究成果を元に内田勇三郎が開発した性格検査です。

（8）×

解説 紙と鉛筆を用いて作業負荷をかけることによって判別するテストのため、WEBでの受検はできません。

（9）○

解説 ランダムに並んだ数字の隣同士を足すという作業を繰り返し、作業量や正確性などから性格や行動面の特徴、仕事の処理能力などを判別します。

（10）×

解説 ミネソタ多面的人格目録（MMPI）は、550項目から構成される質問形式のテストで、被験者の人格をあらゆる面から測定します。抑うつ尺度、パラノイア尺度（猜疑傾向や対人的な過敏さの指標）、統合失調症尺度なども算出することができます。

❷

（1）4

解説 4領域104項目について、数値ではなく正常、疑い、判定不能で示します。

（2）4

解説 田中ビネー式知能検査は、2歳から成人

41

までを対象に行われる個人面接法による知能検査です。

(3) 2

解説 ウェクスラー式知能検査で判別できる4つの指標とは、言語理解、知覚推理、ワーキングメモリー、そして処理速度です。ワーキングメモリーとは得た情報を記憶し、その情報を利用して作業を行う能力のことをいいます。

(4) 4

解説 ロールシャッハテストは、インクのしみが描かれた10枚の図版を使用し、それが何に見えるかを被験者に連想させ、深層心理を探ることで人格を捉えます。対象は幼児から成人までと幅広いです。

第36回 精神療法

(1) ×

解説 認知行動療法とは、患者の行動や思考、抱いた感情などをともに振り返り、確認する作業により、物事の捉え方のゆがみの修正などを行う精神療法です。「自分はダメな人間だ」「どうせ…」そういった負の感情について、自身の力で解きほぐしていくのを支援します。

(2) ×

解説 物事の捉え方を修正するための精神療法であり、過去の心的外傷に気づく目的で行われるものではありません。

(3) ×

解説 薬物療法への理解を深める目的で行われるものではありません。

(4) ×

解説 認知行動療法は、うつ病のほか、パニック障害、強迫性障害、統合失調症など、多くの精神疾患に有効とされ、幅広く行われています。

(5) ○

解説 アルコール依存症の当事者が集まり、自身の体験を話すことによって自分の行動を振り返るのが断酒会です。このようなグループを自助グループといい、集団精神療法としての効果があります。

(6) ○

解説 言語的サインだけでなく、態度や雰囲気などからみられる非言語的サインにも注目する必要があります。

(7) ○

解説 森田療法は、精神科医の森田正馬によって創始された神経症に対する精神療法です。自分のありのままの状態を受け入れ、自らの自然治癒力を最大限に発揮する治療法で、パニック障害や広場恐怖症、全般性不安障害、強迫性障害などに有効とされます。臥褥期（不安や恐怖などをありのままに感じながら安静臥床でゆっくり過ごす時期）、軽作業期（簡単な作業で外界に触れ意欲を刺激する時期）、重作業期（作業をやり遂げることで目的意識と自信をつける時期）、そして社会復帰期（外泊等も含めて社会復帰を目指していく時期）という過程があり、基本的には入院治療で行われます（外来で行うこともあります）。

(8) ×

解説 家族療法とは、家族を複数のメンバーで構成されるシステムととらえ、そのシステムに起きた問題に介入する心理療法です。例えばけんかの絶えない夫婦の影響により、子どもが精神疾患を患ってしまった家族などに用いられます。原因となる人物の特定ではなく、家族の中にある問題解決能力を探し出すことが大きな目的です。

(9) ○

解説 無意識の中に抑圧されている感情や記憶を顕在化し、本心を理解し分析することで精神疾患の治療につなげていくのが精神分析療法です。精神科医のフロイトにより創始されました。

(10) ○

解説 精神分析療法の具体的な方法としてフロイトが考案したのが自由連想法です。患者が心に浮

かんだことを自由に話すことで、無意識を意識化させていきます。

2

(1) 1
解説 自助グループなどによる集団精神療法は、病気で悩んでいたり、対人関係などに問題を抱えていたり、生きにくさを感じたりしている人々が集まり交流する中で、互いに学び支え合いながら病気からの回復を目指す精神療法です。薬物依存症やアルコール依存症などの治療に有効です。

(2) 2
解説 物事に対する極端でゆがんだ考えなどを修正していくのが認知行動療法の目的です。

(3) 3
解説 座る位置は固定せず、自由に座り、自由に発言したりできる環境を整えるのがリーダーの役割といえます。沈黙にも意味があり、リーダーが無理に発言したり、メンバーの発言量を調整する必要もありません。

(4) 1
解説 「知り合いが怖い」「自分はダメな人間」といった発言から、認知にゆがみがみられることがわかります。そのため最も有効なのは認知行動療法と考えられます。

第37回　電気けいれん療法

(1) ×
解説 頭部に電流を流すことによって脳のけいれんを誘発し、様々な精神疾患によって障害を受けた脳の機能を回復させようとする治療法が電気けいれん療法（ECT）です。かつては誤った実施方法などによって否定されたり、倫理的な反対運動などもありましたが、現在はより安全な方法により臨床で活用されています。薬物療法よりも速効性があり、自殺のリスクが切迫したうつ病などでは第一選択の治療法の一つです。

(2) ○
解説 薬物療法などに比べて即効性があり、かつ有害作用も少ないのが特徴です。自殺のリスクが切迫しているなどの緊急性の高い場合や、薬物治療の抵抗性が高い患者などに適用されます。

(3) ×
解説 脳に電気を流す治療法であり、磁気は用いません。

(4) ○
解説 流した電気によって脳内以外の全身にけいれんが起こらないようにするため、筋弛緩薬を用いた全身麻酔下で行います。けいれんによる骨折を防ぐことができるなど、より安全性を高めたこの方法を特に修正型電気けいれん療法といい、現在はほぼ修正型が選択されています。

(5) ×
解説 薬物による副作用が出現しやすい高齢者に対しても有効な治療法の一つといえます。

(6) ×
解説 電気けいれん療法は放射線や薬物の影響が懸念される妊婦にも選択できる治療法です。

(7) ○
解説 電気けいれん療法により、徐脈からの頻脈や血圧上昇といった変化が起こり、心臓への負荷もかかります。絶対的禁忌ではありませんが、心疾患を持つ患者や頭蓋内圧亢進症の患者などは相対的禁忌として特に注意が必要とされます。

(8) ○
解説 電気けいれん療法後は、とくに高齢者では一過性の記憶障害であるせん妄が現れやすくなります。

(9) ○
解説 重症の拒食症の場合、死亡リスクも高まっていることからも速効性のある電気けいれん療法

が選択されます。

(10) ○

解説 電気けいれん療法の実施直後には、筋肉痛のほか、頭痛やめまい、嘔気・嘔吐、せん妄、一過性健忘などがみられることがあります。

2

(1) 4

解説 統合失調症や双極性障害、重症うつ病などは電気けいれん療法が有効です。

(2) 1

解説 筋弛緩薬を用いて全身麻酔下で行う、より安全性の高い治療法が修正型電気けいれん療法で

す。従来の電気けいれん療法では筋のけいれんによって強直・間代発作が出現していましたが、筋弛緩薬の作用により修正型電気けいれん療法では発作は生じず、また動いて転倒・転落することによる骨折も起こりにくいです。

(3) 2

解説 個人差はありますが、週に2回程度で、症状改善まで6〜10回程度の治療を行います。

(4) 3

解説 電気けいれん療法による副作用として、めまいなどが現れることがありますが、眠気は特にみられません。

第38回 リハビリテーション療法

1

(1) ○

解説 疾患によって低下する社会機能、すなわち他者と関わって仕事をしたり、社会で生活していく能力を取り戻すため、実際の日常生活を想定して行われる治療法、訓練が社会療法で、生活療法ともよばれます。

(2) ○

解説 長く入院することで起こる心身の障害が施設病です。社会療法は病院外の施設などでも行われるため、施設病を予防する効果があります。

(3) ×

解説 生活技能訓練（SST）は社会療法として行われる認知行動療法の一つです。10人程度の集団で社会生活に必要な技能を学習します。精神分析の考え方を応用したものではありません。

(4) ×

解説 精神科リハビリテーションの目的は、精神疾患の患者が地域社会に適応し、生活していくことです。患者の状態によっては経済的な自立も目標の一つではありますが、すべての患者が最終的に目指すゴールではありません。

(5) ○

解説 さまざまな角度から患者を捉え、向き合えるように、医師や看護師、精神保健福祉士、作業療法士などが連携して活動します。

(6) ×

解説 急性期を過ぎ、回復過程に入る中でなるべく早期に開始します。

(7) ○

解説 精神障害者を対象に、社会復帰や地域での生活、学校や職場への復帰などを目標に、集団での活動を通じて対人関係能力の向上と社会生活機能の回復を目指す通所プログラムが精神科デイケアです。

(8) ×

解説 社会復帰、社会参加を目標に行われる生活技能訓練は三次予防にあたります。

(9) ○

解説 箱庭療法とは、砂の入った箱の中に、人、動植物、乗り物、建物などのミニチュアを置き、何かを表現したり遊んだりすることを通して行う心理療法です。自分の心の内をうまく言語化できない精神障害者に有効で、作業に没頭するなかで客観的に

解答・解説

自分自身を見ることができます。統合失調症の患者の場合、無意識下にある破壊的な表現が可視化された場合に症状が憎悪することがあると考えられ、一般的には禁忌、行うとしても慎重に行うべきとされています。

(10) ○

解説 絵画や手芸、楽器の演奏などの非言語的な芸術活動を通じて心身の回復を図る治療法が芸術療法です。言葉ではなく創作活動によって心の内を表現できるほか、他者とのコミュニケーション効果、リラックス効果などが期待できます。

2

(1) 4

解説 社会復帰、社会参加のための社会療法として行われる生活技能訓練（SST）は、退院支援プログラムの一つとされます。

(2) 3

解説 さまざまな作業や活動を通じ、あらゆる基本的な動作能力や生活に必要な応用動作、社会への適応能力などを身につけていく治療法が作業療法です。最初は簡単な作業から始め、徐々に責任のある作業をさせることで、達成感や責任感が身についていきます。

(3) 3

解説 患者の社会生活への復帰、社会参加が精神科デイケアの目的ではありますが、必ずしも単身生活を目指しているというわけではありません。

(4) 1

解説 従来は小児向けに実施されることの多かった箱庭療法ですが、現在は高齢者も含め幅広い年齢層を対象に行われます。

第39回 抗不安薬・抗精神病薬

1

(1) ×

解説 抗不安薬として用いられるのは、ほとんどがベンゾジアゼピン系です。ベンゾジアゼピン系の治療薬は、ベンゾジアゼピン受容体に作用してGABA（神経細胞の興奮を抑制する作用をもつ神経伝達物質）の作用を強めることで、精神を安定させたり催眠の効果を発揮します。睡眠薬としても用いられます。

(2) ○

解説 抗不安薬の副作用として、血圧の低下がみられます。また眠気やめまいなども起こりやすくなります。

(3) ×

解説 抗不安薬は連用することによる依存が起こりやすくなる薬物の一つです。

(4) ○

解説 睡眠薬としても用いられる抗不安薬には、催眠作用があります。そのため服用後の運転は控え

るようにします。

(5) ○

解説 抗精神病薬の副作用として、口渇や便秘、排尿障害といった抗コリン作用によるものがみとめられます。

(6) ○

解説 抗精神病薬のもつ抗コリン作用により口渇が現れ、その結果多飲そして、水中毒（脳浮腫により意識障害やけいれんを起こす状態）などのリスクが高くなります。

(7) ○

解説 抗精神病薬により血中プロラクチン値は上昇します。そのため無月経や乳汁分泌、性欲減退といった性機能障害が生じることがあります。

(8) ×

解説 抗精神病薬は、定型抗精神病薬と非定型抗精神病薬に分けられます。定型抗精神病薬はおもに陽性症状に有効です。定型抗精神病薬に代わって新たに開発された非定型（第2世代）抗精神病薬は

45

陽性、陰性のどちらの症状にも有効で、精神病の第一選択薬として用いられています。

（9）×

解説 セロトニン・ドパミン遮断薬（SDA）は、ドパミンの作用とセロトニン受容体の作用を抑制する効果がある非定型抗精神病薬です。

（10）○

解説 抗精神病薬の有害反応として、パーキンソン症状やジストニアが出現することがあります。そのため、抗精神病薬と抗パーキンソン病薬を併用することもあります。

2

（1）4

解説 抗不安薬で最も注意すべき副作用の一つが眠気やめまい、ふらつきによる転倒です。

（2）1

解説 大脳から脊髄へと運動の刺激を伝える神経回路が錐体外路で、運動や姿勢、筋緊張などの調節を行っています。その機能が障害された状態が錐体外路症状で、ドパミンの不足や作用低下により引

き起こされます。抗精神病薬はドパミンの作用を抑制するため、副作用として錐体外路症状が現れます。

（3）2

解説 悪性症候群とは、38℃以上の発熱や意識障害、筋強剛などの錐体外路症状、頻脈や血圧上昇といった自律神経障害などがみられる症状をいいます。おもに抗精神病薬の投与によってまれに起こる有害反応で、適切な処置をしないと死に至る危険もあります。骨格筋の融解を示すクレアチンキナーゼの値は上昇します。

（4）4

解説 ジストニアとは、脳や神経系の異常によって起こる筋固縮やけいれんなどの症状をいいます。抗精神病薬の投与からすぐに現れる急性ジストニアでは、頸部や上肢が筋緊張によりねじれたり、眼球上転（白目をむく）や眼瞼のけいれんといった症状がみられます。ジスキネジアとは口をもぐもぐさせたり舌を左右に揺らす、手が常に動いてしまうといった、不随意で不規則な動きが現れる症状です。アカシジアは、身体がむずむずするなど、じっとしていられなくなる症状で、静座不能症ともよばれます。

第40回 抗うつ薬

1

（1）○

解説 三環系抗うつ薬や四環系抗うつ薬には、抗コリン作用に加え、抗ヒスタミン作用による眠気といった有害作用も多くみられます。

（2）○

解説 三環系抗うつ薬は、抗コリン作用による口渇や便秘、排尿障害、そして抗ヒスタミン作用による眠気やふらつき、さらに心毒性が強いといった多くの副作用があることで知られます。

（3）×

解説 軽症や中等程度のうつ病の場合には、比較的有害作用が少ないSSRI（選択的セロトニン再取り込み阻害薬）や、SNRI（セロトニン・ノルア

ドレナリン再取り込み阻害薬）が第一選択薬として多く使用されます。

（4）×

解説 抗うつ薬は、安定して効果が得られるまでに少なくとも1〜2週間以上継続して使用する必要があります。

（5）×

解説 症状が改善して直ちに抗うつ薬の服用を中止したり減量すると、再発のリスクが高いことがわかっています。また投薬の中断により、めまいや吐き気、ふらつき、下痢、振戦といった多くの離脱症状が起こりやすくなります（特にSSRI）。症状が改善してもすぐに中断や減量をせず、医師の指示に従います。

（6）×

解説　強迫性障害の場合にも、抗うつ薬のSSRI（セロトニン再取り込み阻害薬）が第一選択薬として用いられます。

（7）○

解説　セロトニンのみを選択して再取り込みを阻害し、シナプスでのセロトニン量を増やすSSRIに対し、セロトニンとノルアドレナリンの両方を増やそうとするのがSNRIです。

（8）○

解説　シナプスにおけるノルアドレナリンの濃度も高める作用のあるSNRIは、ノルアドレナリンによる動悸や頻脈、血圧上昇などの副作用がみられます。

（9）○

解説　抗うつ薬は副作用が強いだけでなく、個人によって効果の差も特に大きい治療薬です。まずは少量から開始し、その効果を見ながら少しずつ量を増やしたり、別の薬を検討していく方法がとられます。

（10）×

解説　アクティベーション症候群は、抗うつ薬（おもにSSRI）の投与初期や増量時に出現することがある症状です。不安や焦燥、パニック発作、不眠などの症状がみられます。多くの場合は一過性ですが、症状がひどく、自殺のリスクなどが高い場合には減量や中止も検討します。

2

（1）2

解説　抗コリン作用により、下痢ではなく便秘が起こります。

（2）4

解説　SSRIでは、特に投与開始時に嘔気や嘔吐、便秘、下痢、食欲不振といった消化器症状が現れやすい傾向があります。

（3）1

解説　選択的セロトニン再取り込み阻害薬（SSRI）は、うつ病のほか、パニック障害や強迫性障害、不安障害などにも用いられます。三環系抗うつ薬や四環系抗うつ薬に比べて抗コリン作用も含めた副作用は軽減されています。セロトニン症候群は過剰なセロトニンにより起こる神経症状や自律神経症状をいい、SSRIの増量時等にみられます。効果の発現には時間がかかるため、2週間程度継続して使用してから効果の評価を行います。

（4）2

解説　選択的セロトニン再取り込み阻害薬の重篤な有害作用の一つがセロトニン症候群です。不安や焦燥といった精神症状のほか、頻脈や発汗、振戦、さらには高熱やミオクローヌス（顔面や四肢、体幹などに起こる不随意の筋運動）、筋強剛などもみられます。

My Note

SENKOSHA

別冊　解答と解説
毎日コツコツ！スピードトレーニング
看護学生のための５分間テスト
精神看護学レベルアップテスト40